U0211037

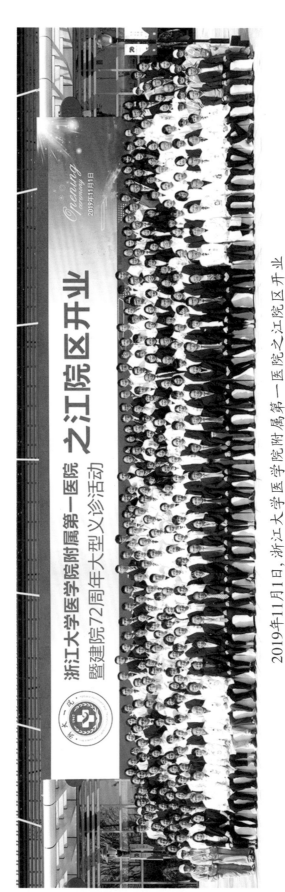

2019年11月1日,浙江大学医学院附属第一医院之江院区开业

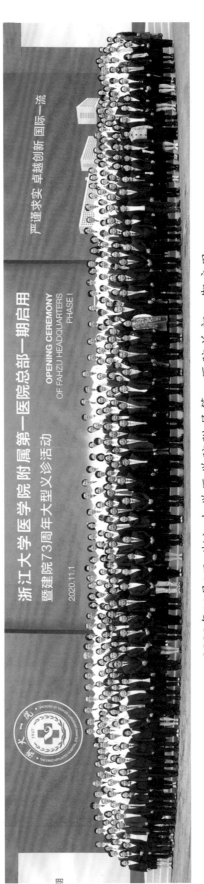

2020年11月1日，浙江大学医学院附属第一医院总部一期启用

国家医学中心创建经验丛书

总主编 梁廷波 黄 河

浙一路·记忆犹新

口述浙一访谈录（第一辑）

浙江大学医学院附属第一医院 编著

ZHEJIANG UNIVERSITY PRESS
浙江大学出版社
·杭州·

图书在版编目(CIP)数据

浙一路·记忆犹新：口述浙一访谈录.第一辑 /
浙江大学医学院附属第一医院编著.— 杭州：浙江大学
出版社,2022.10

ISBN 978-7-308-23097-1

Ⅰ.①浙… Ⅱ.①浙… Ⅲ.①医院－历史－史料－浙
江 Ⅳ.①R199.2

中国版本图书馆 CIP 数据核字(2022)第 176070 号

浙一路·记忆犹新：口述浙一访谈录（第一辑）

浙江大学医学院附属第一医院　编著

策划编辑	张　鸽(zgzup@zju.edu.cn)
责任编辑	张　鸽　伍秀芳
责任校对	季　峥
封面设计	周　灵
出版发行	浙江大学出版社
	（杭州市天目山路 148 号　邮政编码310007）
	（网址：http://www.zjupress.com）
排　　版	杭州朝曦图文设计有限公司
印　　刷	浙江省邮电印刷股份有限公司
开　　本	710mm×1000mm　1/16
印　　张	11.5
字　　数	186 千
版 印 次	2022 年 10 月第 1 版　2022 年 10 月第 1 次印刷
书　　号	ISBN 978-7-308-23097-1
定　　价	98.00 元

《浙一路·记忆犹新 口述浙一访谈录(第一辑)》

编委会

前　言

2022 年 10 月，《浙一路·记忆犹新：口述浙一访谈录（第一辑）》出版面世，这是我们献给浙江大学医学院附属第一医院 75 周年院庆的一份珍贵礼物，也是我院创建国家医学中心进程中文化建设的又一成果。书名中的"浙一"乃我院最简约的称谓，系民间约定俗成，由来已久。

我院前身为浙江大学医学院附属医院（简称浙大医院），成立于 1947 年 11 月 1 日。1952 年 2 月，浙江大学医学院与浙江省立医学院合并为浙江医学院，我院随即更名为浙江医学院附属第一医院。1960 年 4 月，浙江医学院更名为浙江医科大学，我院更名为浙江医科大学附属第一医院。1998 年，浙江大学、杭州大学、浙江农业大学、浙江医科大学四校合并组建新的浙江大学。翌年，我院更名为浙江大学医学院附属第一医院（简称浙大一院），又名浙江省第一医院。

口述浙一访谈工作在浙江大学有关部门的支持下，于 2020 年 10 月启动，2021 年 11 月成立编辑部组和采访组。口述浙一访谈活动以"我与浙一·浙一与我"为主题，旨在收藏历史，传承文化，明鉴当下，昭示未来。我们通过访谈、讲座、音视频等方式采集并收录了首批 24 位老专家、老教授的回忆讲述。这些珍贵的记忆经过精心编辑，书成《浙一路·记忆犹新：口述浙一访谈录（第一辑）》。

这些专家、教授不仅为我院，也为我省乃至全国的医学卫生事业做出了自己的贡献。从他们的回忆讲述中，我们仿佛听到了我院历史进程中的阵阵脚步声，看到了浙一人艰苦跋涉、风雨兼程、不断攀登的雄健身影，看到了广博灵动的创业篇章，具显浙一人大医精诚、尊患者至上、生命至上的品格风范。同时,他们的讲述将我们引向历史的纵深,使我们再度深情回望离开我们许久的前辈先贤,王季午、郁知非、林修基、杨松森、黄德赡、金干……他们没有远去,他们依然在我们心中,在浙一人的传承中,他们的功绩永铭在浙一历史的丰碑上,为后来者留下宝贵的文化精神财富。我们永远怀念他们,循着他们的足迹,继往严谨而精进,执守求实而创新,续写新的华章。

《浙一路·记忆犹新:口述浙一访谈录(第一辑)》的意义在于,口述人是浙一历史的创造者、传承人,他们付出了毕生的心血和智慧,在各自的领域内颇有建树,他们的经历和业绩与浙一的发展壮大、兴盛辉煌紧密地交融在一起。并且他们所讲述的史实生动具象,其中有许多历史片段和细节在我院以往编纂的史志中不曾见,故《浙一路·记忆犹新:口述浙一访谈录(第一辑)》乃我院史志的重要组成部分,可与现存的院史志互鉴互补,丰富内涵,也使我院历史文化的脉络轨迹更显清晰。院史志是浙一大家园的家史、家谱、家训,文化底蕴深厚,经世致用,凡我浙一人都可以从中汲取滋养,益心智,坚志向,壮行色。

随着我院的发展、历史的延续,《浙一路·记忆犹新:口述浙一访谈录(第一辑)》收录的这些讲述内容,都将转化为具有永久保存价值的珍贵史料。而"史料是史之组织细胞"(梁启超语),"文化的粮草就是积累资料"(任继愈语)。为此,我们要继续做好资料的积累、保存和利用,为我院文化建设储备更丰厚的"粮草"。同时,也期望口述浙一访谈工作随着医院的发展而发展,使之成为颇具浙一特色的文化品牌,为提升我院的文化软实力贡献一份力量。

借此机会,向全院老专家、老教授致敬! 衷心祝愿他们健康长寿!

本书编委会

目录

肛肠病患的妙医圣手 | 陆琦

陆琦，1921 年 8 月出生于浙江省温州市，我国痔科及肛肠外科的开拓者，被誉为"痔科元老"；副主任医师；浙江大学医学院附属第一医院终身教授。1941 年毕业于温州公立瓯海医院外科，20 世纪 60 年代曾应邀赴京为某位领导人治病疗疾，是浙江大学医学院附属第一医院痔科（肛肠外科前身）创始人。首创"内痔插药疗法"；牵头成立中华中医药学会肛肠分会；创办《中国肛肠病杂志》并出任首任主编。获浙江省首届"医师终身荣誉"称号。

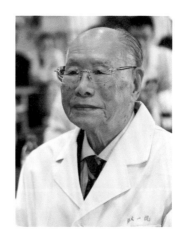

陆琦

潜心医学　开创肛肠外科

采访组:您为什么学医? 请谈谈您青年学医的经历以及您是怎么对肛肠病感兴趣的?

陆琦:我于1921年出生于温州瓯海,我的祖父和曾祖父都是当地有名的中医,受他们影响,我从小就立志从医。后来就读于温州公立瓯海医院外科,学习期间半工半读。

20世纪50年代前,国内医院没有肛肠科,痔疮患者只能看中医或外科。由于肛门周围有非常丰富的末梢神经,痔疮患者对疼痛是非常敏感的。但那时治疗痔疮,除了打吗啡,没有其他更好的办法,而吗啡一天只能打一次,但管不了24小时。很多人得痔疮后非常痛苦却也很抵触就医,通常一拖再拖,拖到不能拖了才来看病。患者往往需要承受很大的痛苦。

我当时的想法就是需要一个专门的外科,针对性地医治痔疮,缓解他们的痛苦。我的老师林镜平送给我一本1902年出版的英文版肛肠疾病教材。我的岳父从日本留学归来,也带回来许多相关书籍。我很感谢他们启发了我对治疗肛肠病的兴趣。

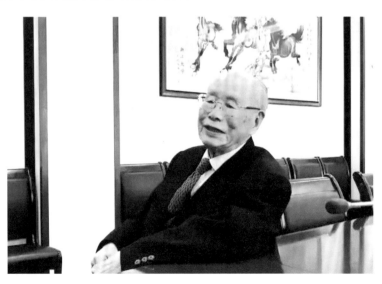

采访组:您是哪一年到浙一的?当时的印象如何?

陆琦:1957年,浙江医学院院系调整,肛肠外科随普外科搬迁到浙江医学院附属第一医院,改名为痔科。虽然痔科创办初期条件简陋,床位紧张(当时仅有12张床),但我坚信随着国家的发展,科室硬件设施必然会逐步完善。

采访组:请谈谈您创立全国第一个肛肠外科的经历。

陆琦:杭州解放不久,我参加社会主义教育学习班,学习班的主题是为人民服务。在学习过程中,我深受启发。培训结束后不久,我便写信给华东卫生部部长,愿将自己整理及挖掘的民间秘方及临床应用经验和积累的千余例病例资料贡献给国家,并希望在公立医院进一步进行肛肠疾病研究。寄出报告很快得到了批准。1954年,华东卫生部批准并由浙江省卫生厅安排我进行内痔插药疗法的临床研究。该项研究收治了百余名患者。我仔细完善并分析每例患者的病历,最后总结上报了研究成果。试验结果显示痔疮治愈率高达97%以上。1956年,内痔插药疗法获卫生部颁发的发扬祖国医学奖。

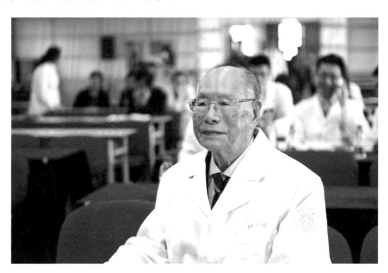

闻名乡里的痔疾名医

采访组：在肛肠疾病治疗方面，您做了哪些创新工作？

陆琦：对于痔病这种复杂而多发的顽疾，我国传统医学历来采用套扎法、冷冻法、药物内服外用法等来应对。其中，药物内服外用法被认为是最简便易行的方法。但由于内痔生于肛门内，一般药物无法直接作用于患处，所以治疗效果不是很理想。于是，我开始研究和摸索针对内痔的更有效的药物疗法。

其实早在东汉时期，著名医学家张仲景就研制了一种全球最早使用的、主治便秘的栓剂。宋代《太平圣惠方》中也有"以砒霜、黄蜡搅拌和匀，捻成条子治疗痔"的记载。到明清时代，人们对肛肠疾病的临床研究才算有了较为丰富的经验。明代陈实功在《外科正宗》中详细记载了"以三品一条枪，插至七日，痔变黑色，疮边渐渐裂缝，到十五日脱落"。

通过翻阅古籍医书，再加上家族熏陶，我试着将中药粉剂加入甘油调成乳剂使用，经过不断地试验和总结，设计出一种能插入肛门的栓剂。它的药效直达局部痔黏膜。这便形成了内痔插药疗法。相比于传统的内服外用药物，内痔插药疗法的疗效更确切、药效发挥更充分，同时辅以适当的药剂，使痔坏死、黏膜脱落。如此一来，此疗法大大加快了痔病的恢复，更有效地避免了后遗症的发生。内痔插药疗法运用中医药方法为患者治疗，不需要手术开刀，既不影响生活，也不痛苦，深受患者的欢迎，同时也开创了肛肠病微创治疗技术的先河。

采访组：您从医过程中最难忘的工作经历是什么？

陆琦：最让我难忘的还是当年为某位领导人看病的往事。1960年秋，领导要出访东欧，但临行前，突然痔疾发作，同时伴有严重的炎症。这会严重影响出访的顺利进行。经过多方查询，他们得知浙江医科大学附属第一医院在这方面的医疗水平在全国比较前列，于是就由我担任他的主治医生。首先我进行了详细的检查，发现他的痔疾合并有炎症。结合多年临床经验，我开出了祖传中药秘方，结合中西医之法，就地配药。经过一个星期的治疗，炎症得以控制，且日益好转。领导对此甚为满意，他的出访也得以顺利进行。这是我从医过程中最难忘、最自豪的经历了。

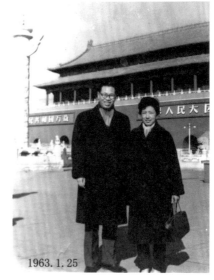

1963 年北京留念

倾尽心力　推动学科发展

采访组：创建肛肠外科后，您是怎样推动学科建设和人才培养的？

陆琦：众人拾柴火焰高，推动学科发展离不开一支优秀的学科队伍，离不开一代又一代的人才接续奋斗。为了培养更多的肛肠病学科人才，我从 1964 年开始兴办肛肠病学习班，学生来自多家医院。在授课过程中，我将自己的研究成果以及前沿技术都毫无保留地教给学生。从我们的学习班毕业后，很多学生陆续成为当地或所在医院肛肠病学科的骨干专家。

在开办学习班培养学科人才的同时，我构想组建一个全国范围的肛肠学科组织，以便不同地区的研究人员能够深入交流探讨，促进肛肠病学科进一步发展。这一想法得到了当时卫生部部长的肯定与支持。在部长的主持下，全国首届肛肠病学术交流大会隆重召开，同时成立了中华中医药学会肛肠分会，聘我为副会长。

1981 年，我与史兆岐教授、丁泽民教授创办《中国肛肠病杂志》，担任第一任主编，并请书法名家沙孟海先生题写刊名。在创刊初期缺乏经费，我用自己的工资予以贴补，在临床工作之余，整理筛选稿件，并精益求精确保刊物学术质量。

采访组：您是如何将浙大一院肛肠病诊治经验推广到全国的？

陆琦：从北京回杭后，我更加刻苦钻研，在浙江医科大学附属第一医院开设肛肠科培训班期间，累计培训全国各地200多人。在我们的影响下，全国各地多所医院开始增设肛肠科。后来，我们浙大一院肛肠科团队率先在全国成立了肛肠学术小组，并在福州召开了首届中西医结合肛肠学术交流大会。此次大会创建了中华中医药学会肛肠分会以及第一份肛肠科专业杂志《中国肛肠病杂志》。这些年来，我们团队发明、改进和创新了肛肠病治疗技术，开创了微创技术治疗肛肠病的先河，培养了一代又一代的肛肠病领域杰出人才，造福了广大肛肠疾病患者。

采访组：作为一位百岁老人、医学前辈，您对医学后辈有哪些寄语和期许？

陆琦：首先，我希望你们能刻苦钻研，业务能力要精益求精。不仅要从书本上学习知识，更要多与同行沟通交流，活到老、学到老，知识面要宽，而专业又要精深。此外，更重要的是要时刻牢记医生的职责是治病救人，要树立全心全意服务患者的意识，对患者的关怀要无微不至，并从每一件小事做起。

采访组：医院将迎来建院75周年，您最想表达什么？

陆琦：我一生致力于把肛肠专业推向社会，为广大人民群众服务。在治疗患者过程中，我们浙大一院肛肠外科团队始终坚持"生命至上、人民至上"的理念，多年来在痔疮、肛瘘和肛裂等方面积累了大量的宝贵经验，为我国肛肠外科事业的开拓和发展做出了重要贡献。我们的学科也已经成长为在国内具有相当影响力的专科。浙大一院建院初期，我就加入了这个大家庭，并开创了痔科。我经历并见证医院的建立、发展、壮大的过程。浙大一院的核心价值观是严谨求实，这个价值观影响了我一生的行医过程。我希望浙大一院能继续勇攀高峰，早日实现成为国际一流医学中心的愿景。

采访组：王卫兵、张涵普、宋玥

经战争考验的传染病学科带头人 | 马亦林

马亦林，1928 年 9 月出生于浙江省临海市，感染病学专家；教授，主任医师，博士生导师；浙江大学医学院附属第一医院终身教授。1951 年自浙江医学院毕业后，自愿加入中国人民解放军，参加抗美援朝。曾任中华医学会传染病与寄生虫病学会全国常务委员，浙江省传染病与寄生虫病学会主任委员，浙江省血吸虫防治研究委员会副主任委员，国家自然科学基金会生命学科专业组评委等多届专业职务。

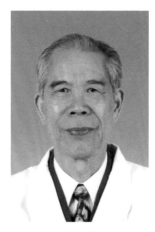

马亦林

主编《传染病学》第 4 版和第 5 版。主编《传染病学》第 4 版（2005 年）和第 5 版（2011 年），上海科学技术出版社；主审《中华感染病学》（李兰娟主编）第 1 版（2021 年），人民卫生出版社。荣获卫生部科学技术进步奖二等奖，浙江省科学技术进步奖一等奖两项及二等奖、三等奖多项。1992 年起，享受国务院政府特殊津贴。获浙江医学会终身成就奖、资深专家委员，中华医学会感染病学分会终身贡献奖，浙江省首届"医师终身荣誉"称号。

采访组:您为什么学医?请谈谈您在浙江医学院求学时的时代背景和求学经历。

马亦林:在我就读浙江医学院前,中国还处于半封建、半殖民地社会,医疗卫生事业得不到重视,不少烈性传染病十分猖獗。我的父亲就患有丝虫病,我曾目睹自己2岁的弟弟因为发热、抽搐没有得到及时有效的治疗而死亡,而我另一位患有流行性脑膜炎的弟弟,经邻村浙江医药专科学校毕业的医生用口服磺胺类药物治疗而获救。这两个极端的亲身经历让我在青年时代就立志要学医,为缺医少药的普通百姓解除病痛。

1944年,日寇侵占杭州,浙江医药专科学校迁到我的家乡浙江临海县(现台州市临海市)并在当地招生,我得以有机会于1945年入校学习。抗战胜利后,浙江医药专科学校于1946年回迁杭州,改名为浙江医学院。我在浙江医学院就读的前几年,学校里教材以及教学模具都十分缺乏,教材是从杭州龙门书店购买的英文影印本,教学模具(比如人体骨骼)由同学们自取获得。但老师都是在国内有相当名望的专家或留学回国的英才。在这期间,让我印象最深刻的老师是解剖学的王维松教授。他讲课清晰,还曾不顾个人安危解救过班内被国民党逮捕的进步学生赵彩云。另一位则是老校长王季午教授,他严谨求真的学风和无私奉献的精神是当时一代医学生的人生楷模。

在浙江医学院读书的六年是我人生中最关键的阶段,为我以后的从医生涯奠定了坚实的专业基础。我大学阶段经历了日本侵略者投降、新中国成立等社会巨变,人民翻身当家作主的社会现实使我深深体会和认识到只有共产党才能救中国。1949年,在同班同学邬锦文的介绍下,我加入新民主主义青年团,由此我的世界观和人生观发生了根本性转变,我的精彩人生也从此开启了。

采访组:您参加了抗美援朝医疗队,能谈谈这次经历吗?

马亦林:1951年从浙江医学院毕业后,作为一名新民主主义青年团团员,我积极响应党的号召,成为一名光荣的解放军战士。当时正值抗美援朝时期,我与同学陈希清被分配到驻守在朝鲜阳德地区的中国人民志愿军后勤二分部所属医院。1951年8月,我被正式任命为第26兵站医院内科军医,正连级。

刚毕业从军的我和战友们第一次坐在过鸭绿江的大卡车上,齐声唱着《中国人民志愿军战歌》"雄赳赳,气昂昂,跨过鸭绿江",青春的热血促使我们勇往直前,毫无畏惧。在卡车继续往朝鲜南面行驶时,一颗定时炸弹在距车100多米的马路边突然爆炸,将卡车掀翻,所幸没有较大的人员伤亡。在抗美援朝医疗救护中,这种死里逃生的危险情况还有很多次。

当时,由于美国完全掌控朝鲜战场上的制空权,敌人飞机不定时在公路上寻找目标,所以我方人员和车辆基本是在夜间行进的。有时遇到紧急任务需要我前往指定地点医治伤兵,我只能冒险,日夜兼程地沿着山边公路赶。有一次,我走至附近公路上,突然一架美国飞机俯冲下来,我立即躲到附近的水沟内,并且亲眼看到飞机上的机枪扫射与炮弹轰炸将前面的一辆汽车炸毁。敌人的飞机不时结队来骚扰,用小炮或炸弹清除山边上的防空洞目标。还有一次,我正在查房,突然遭遇3

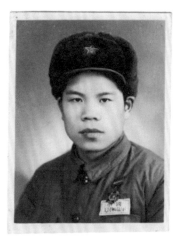

1951年7月,马亦林教授从浙江医学院毕业后在南京参军时的照片

架敌机空袭,目标是医院及附近的高炮阵地,不少炸弹从防空洞旁和我们的头顶降落掠过,给医院和伤员救治带来极大的危险。一次次的考验,使我终生难忘。那时候,我将写有自己名字、单位的纸片长期放在衬衣口袋里,因为在硝烟弥漫的战场上任何情况都有可能发生。

采访组:当时在朝鲜的卫生条件怎么样?

马亦林:当时我所在的医院设置在附近山涧区两边,重病者都安置在防空洞内,称为病洞,每洞住8~10人,轻伤患者住在朝鲜民房内。我最多一次看护过120位住洞病患,主要为传染病,如感染性腹泻、不明原因的发热和肢体冻伤后坏死感染等。当敌人飞机来袭时,我们要立即将民房中的病患转入防空洞；飞机走后，又回民房继续查房。当时气温在－20～－30℃，病患身上长有大量白虱，我们医护人员的内衣都经过农药DDT（双对氯苯基三氯乙烷）浸泡，避免在查房或体检过程中白虱爬入袖口或衣服内，因为医护人员的安全维系着伤病患者的安全。敌人的封锁严重影响药品及生活物品的补给，药品只能供应磺胺类（磺胺脒、磺胺噻唑及少量磺胺嘧啶），其他种类抗生素很少，只有青霉素、链霉素等。

尽管条件如此艰苦，也压不垮我们医护人员为病患服务的斗志。虽然供给有限，但我们也首先要满足病患，自己则精打细算地吃点炒米粉、压缩饼干和豆腐干。

但是，战争和艰苦的生活条件严重影响了我的身体健康。一年后，我被转送回国治疗。参加抗美援朝战争成为我一生中最难忘的经历，不仅奠定了日后我从事传染病学的基础，而且磨砺了我的意志与毅力。

采访组：浙大一院传染病科的学科水平在全国是顶尖的，请您谈谈在浙大一院工作的一些经历和事迹。

马亦林：1953年抗美援朝战争结束，在江西治疗的我转业至浙江医学院附属第一医院工作。我将我的全部精力投入临床一线，先后被选为传染病科党支部书记、院总支委委员，被任命为科室和教研室主任。1959年，我被光荣地评为"浙江省社会主义建设先进工作者"。

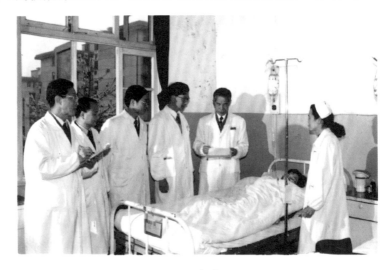

主任查房

在当时，病史与化验结果是诊断和治疗疾病的最重要依据，医院非常重视病历质量，要求病史记录真实、字迹端正、不准涂改，化验单要整齐地贴在病历后面的纸上。当日如有重要的化验结果，要先将化验单夹在病历首页，待晨间主治医师查房看过后再贴到后面，这是规矩。我清楚地记得有一次郁知非主任就因病历书写的事情批评过一些实习医师，称"写的病历就像甲骨文"。新患者入院后，规定有病史小结、初步印象及诊疗计划；出院病历则必须由住院医师端着病历逐一向主任汇报并签名后，才送交病案室。内科住院医师还要求熟练掌握各种穿刺、检查及医疗操作，包括腰椎穿刺、骨髓穿刺、肝穿刺，乙状结肠镜检查，人工气胸、气腹处理，及静脉切开等医疗操作，以利于及时为急危重症患者实施抢救。我将这些优秀传统一一落到实处，不断夯实和提升为病患服务的医疗水平。

1990年，我担任博士生导师后，全心全意地投入医学人才培养之中，先后共培养了12名博士生，他们多数已是当前传染病学科的带头人，为浙大一院建成国家传染病医学中心奠定了坚实的基础。

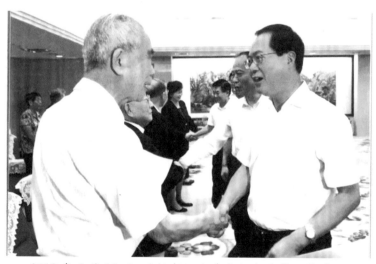

2018年8月16日，时任浙江省委书记车俊等领导看望
浙江省十位首届"医师终身荣誉"称号获得者

采访组：谈谈您对医生这一职业的理解，作为激励送给浙一后辈。

马亦林：我今年94岁，对浙大一院传染病学科有着深厚的感情。时至今日,我依然坚持看门诊、做科研、发论文,为了解国内外传染病学的新知识和新进展,我开始学习使用电脑和上网,主动向年轻医师请教。从78岁到现在,我已有25篇论文发表在《中华临床感染病杂志》《中华传染病杂志》《中国微生态学杂志》等刊物上。我始终认为,医生职业的特殊性在于我们的服务对象是人,肩负着比其他职业更艰巨的使命。我们既然选择了医生这一伟大的职业,就应该无怨无悔,坚持到底。

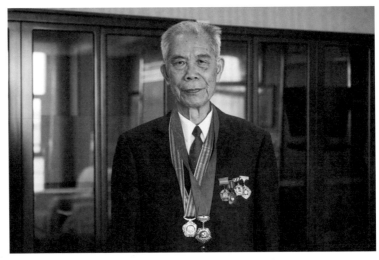

马亦林教授荣获各类奖章及纪念章六枚
(包括志愿军出国作战70周年及光荣在党50年纪念章)

采访者:叶晟杰、胡飞枢、郑鑫红

血液病诊治研究的佼佼者 | 王友赤

王友赤，1929 年 4 月出生于浙江省杭州市，教授。1956 年毕业于浙江医学院，从事临床、教学、科研工作 50 余年。在内科学和诊断学方面造诣卓著，为医学教育做出了突出的贡献，主编和主审了全国高等医药院校统编教材多册。获 2001 年浙江大学"我最喜爱的浙大老师"称号、2009 年"全国高等医学教育学会临床医学教育研究会诊断学分会诊断学名师"称号。

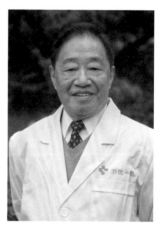

王友赤

结缘浙医，共同成长

采访组:您是哪一年到医学院的? 当时的硬件设施、教学条件怎么样?

王友赤:往事如烟,岁月绵长。我因为高中毕业后得了粟粒性肺结核,在家休学了两年半,直到身体恢复才参加高考。1951 年,我怀着对未来的无限憧憬,进入浙江大学医学院(1952 年合并更名为浙江医学院)学习。尽管已经过去 71 年,但往事依然历历在目,我清楚地记得开学第一天的情景,那时校园里全是一片"破旧"的矮楼,新生们在一座古老的寺庙禅堂里向王季午院长报到。我们当时被安排在混合宿舍中,与其他理、工学院新生住在一起。1953 年,我读大三,上临床课要到浙江医学院附属第一医院实习,就搬到了医院宿舍,当时的宿舍是由田家园里一幢破旧的尼姑庵改建的,现在这些房子都已经拆掉了,变成了一片高楼大厦。这些承载着青春岁月的点滴记忆,至今令我感慨万千、回味无穷。当时我也没有想到,我今后的人生会与浙江医学院永远紧密地联系在一起,共同成长。

采访组:您是从什么时候开始从事血液学方面工作的?

王友赤:1956 年,我大学毕业后被分配到浙江医学院附属第一医院工作,与大部分医学生一样扎根于临床一线,在实践中不断磨砺治病救人的专业本领。1960 年晋级住院总医师后,我开始承担教学工作。我印象非常深刻,刚到医院时,院内只有传染病科、临床内科和系统内科三个科室,每个科室的病房有 70 多张床位,我被分配到系统内科工作。1961年,医院将科室细化,系统内科分为呼吸科(主要诊治肺结核,另辟病房称肺科或结核科)、心血管科、消化科、泌尿科、血液科、内分泌科等。心血管科和消化科患者较多,各约占 20 张床位,其余专业只有四五张床位。我一开始在消化科;1962 年起,我加入时任内科学教研室主任、血液病教研室主任郁知非教授的团队,从此开始专注于血液学研究。在那段时间，我的医学水平不断提升，长期的临床积累和科研教学也拓宽了我的知识和眼界。在郁知非教授的带领下，我很荣幸能与各位前辈一起为血液科的开拓贡献自己的一份薄力。

立足前沿，砥砺前行

采访组：您对郁知非教授的印象怎么样？请您谈谈他及其团队对浙江医科大学附属第一医院血液病学科建设的主要贡献。

王友赤：作为我国血液病学的奠基人之一，郁知非教授对我的影响非常大。郁知非教授工作严谨细致、亲力亲为，查房时每个患者都要仔细查看和询问一遍，一有发现会毫不留情地立即指出问题所在。在郁知非教授查房前，我们都要准备好显微镜，以备郁知非教授检查，唯恐出现一丝纰漏。我们以郁知非教授为榜样，也形成了日后工作中一丝不苟的作风。大胆创新是郁知非教授给我留下的另一个印象。1960年，美国学者发现白血病与染色体有联系。血液科成立后，郁知非教授便马上带领我跟我的同仁们开展相关研究，紧跟国际医学前沿。当时科研经费非常紧张，刚开始做染色体研究时，一年经费只有4000元，课题组成员需要精打细算、千方百计把钱用在刀刃上。但"巧妇难为无米之炊"，光一瓶培养基就要几百元钱，配制几瓶培养基，一年的经费就用完了，这样，研究就不能做下去了。尽管受制于经费和那个时代的特殊背景，这个研究没有开展下去，但却为我日后的研究指明了方向和路径。

1978年，血液病研究室重新启用，我再次回到教研室做高分辨染色体工作。当时的血液病研究室就在医院6号楼旁边的一个小楼里面，曾经是医院的院史陈列室，那里空间狭小，只有10多平方米，与如今的血液病研究所完全无法相比。虽然科研条件艰苦，但在我们的努力下，我与同仁们还是做出了一些科研成果。

桃李不言，下自成蹊

采访组：学生们对您执教的《诊断学》精彩授课有很深的印象，您在教学授课方面有什么心得？

王友赤：于我而言，除治病救人外，教书育人是我人生中最重要、最孜孜以求的事业。在我工作生涯后期，我的主要精力就放在教书育人和培养医学人才上。

1979年全国高考统考时，我参与辅导工作，因为诊断学教研室没有教师，所以即将退休的诊断学主任便推荐我进入教研室工作，我毫不犹豫地答应了，二话没说就一头扎进新的工作岗位中。卫生部对诊断学的教学也越来越重视，我受邀与时任《诊断学》教材主编山东医科大学戚仁铎教授一起重新编写诊断学教材。"书山有路勤为径""梅花香自苦寒来"，在诊断学教学领域里辛勤耕耘，也终于结出累累硕果。

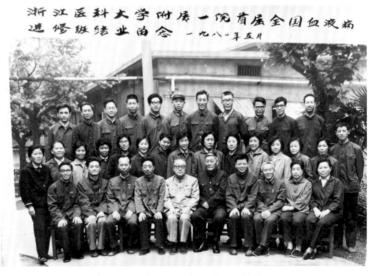

1980年5月，浙江医科大学附属第一医院
首届全国血液病进修班结业留念

怀着对学生的一颗赤诚之心，我每次上课都了然于胸，可以完全不看课本和教案，便能对各种知识点娓娓道来，我认为提前备课、准备教案

和熟记教案是对自己身为教师的最基本要求。有一次，我给卫生系同学上课。一位同学看到我只带了一杯茶、一包粉笔就站上讲台了，便好奇地上前问道："老师，您这个教科书都没有带。""带了带了，都在这里。"我笑着指了指自己的脑袋。我平时喜欢写字画画，我的板书与书法和画画一样还是具有一定欣赏性的。在那个教学设施极为简陋的年代，我们都是用自己的双手带领学生们细致破解人体的秘密，每每看到我的板书，学生们都会不自觉地大声惊呼和热烈鼓掌。

采访组：经过您的辛勤耕耘，现如今已桃李满天下，您是一届又一届学子们心目中的恩师。您在教学方面获得过哪些奖项呢？

王友赤：2001年，浙江大学发起"我最喜爱的浙大老师"评选活动，我最终以高票入选学生最喜爱的老师，也很感谢同学们对我的喜爱。2009年，我还获评全国高等医学教育学会临床医学教育研究会诊断学分会诊断学名师。

继往开来，共筑华章

采访组：浙大一院现在不断发展，越来越多的新一代聚集浙大一院，您对医院以及后辈有哪些寄语与期待？

王友赤：希望浙大"求是"的核心价值观能够在浙大一院年轻一代中继续传承下去；希望大家时刻谨记我们的医学誓言，"健康所系，性命相托"，做一个对得起自己、对得起人民、对得起国家的医生。最后，希望浙大一院能够为国家培养更多优秀的，能够服务人民、服务国家的医学人才，并且成为国际一流的医学中心。

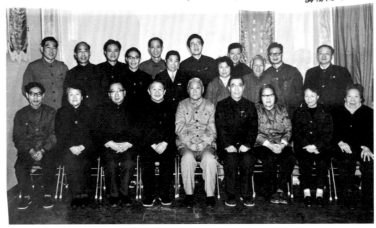

1984 年 12 月，骨髓造血微环境形态学鉴定会合影留念

采访组：张学武、李霞、叶晟杰

新中国第一位泌尿外科女医师 | 魏克湘

魏克湘,1930年10月出生于浙江省台州市,新中国第一位女泌尿外科医师,泌尿外科专家;教授,主任医师;浙江大学医学院附属第一医院终身教授。1953年毕业于浙江医学院。曾任浙江医科大学附属第一医院泌尿外科主任,浙江省医学会泌尿外科分会首届副主任委员、第二届主任委员,中华医学会泌尿外科学分会委员,《中华泌尿外科杂志》编委。参与编写《中国医学百科全书》《中国大百科全书》《吴阶平泌尿外科学》等著作。1994年,被国务院授予"为发展我国高等教育事业做出突出贡献"荣誉称号并享受国务院政府特殊津贴。

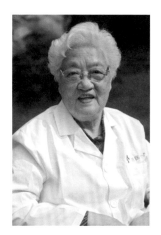

魏克湘

采访组:请谈谈您的童年生活和成长经历。

魏克湘:我是 1930 年出生的,台州临海人。自记事起,我就想当一名医生,这可能是受家庭的影响。我的外公、舅舅、舅母、母亲和姨母都是行医的。我幼年丧父。8 岁那年,遭日军轰炸,父亲与襁褓中的弟弟不幸身亡。自此就靠母亲与姨母两人养育我们。她们创办了妇女医院(临海医院的前身),我也因此从小见证了中国人的苦难和病痛,从而坚定了我要当一名医生的决心。

采访组:能谈谈您选择泌尿外科的原因吗?

魏克湘:浙江医学院附属第一医院泌尿外科是在 1952 年由王历畊教授创立的。我在做外科住院总医生时,被当时的泌尿外科主任杨松森教授调到了泌尿外科。开始我也没有想到自己会成为一名泌尿外科医生,但到泌尿外科以后,在杨松森教授的指导下,我很快成为泌尿外科的骨干医生,所谓干一行爱一行吧,从此就投身于泌尿外科的事业中了。

采访组:您是什么时候到浙医一院的? 当时的工作条件怎么样?

魏克湘:1957 年院系调整,我被调至浙医一院工作。当时,泌尿外科创立只有 5 年的时间,科室一共有 50 张床位,工作条件很差,每间病房住 6~8 名患者,只有公共厕所。科室人员极度不足,还要承担全部的教学、医疗和科研任务。那时,什么都要自己做,护士忙不过来时,我还需要自己给患者抽血。

采访组:杨松森教授是德高望重的老院长、泌尿外科的老主任,能谈谈您对他印象深刻的事吗?

魏克湘:杨松森教授是我的恩师,是他培养了我。杨松森教授循循善诱地指导我如何总结临床治疗经验,撰写业务论文,提高自己的学术水平。杨松森教授对年轻医生的关爱、呵护和培养,使我受益终身。

20 世纪 60 年代,杨松森教授亲自与已经调任至北京工作的王历畊教授联系,委派我到北京进修,以进一步提升我的专业水平和业务能力,这对浙江省泌尿外科的发展也产生了深远的影响。在北京进修时，我不仅得到了王历畔教授耐心、细致的指导，而且还被推荐给吴阶平教授，至今仍让我感恩莫名。

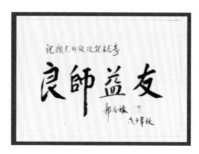

郭应禄院士题词

1962年，我与同事从北京引入耻骨上前列腺摘除术，随后在浙江省逐步推广，解除了广大前列腺增生患者的痛苦；1963年初，我和黄学斌医生从北京引进回肠膀胱术用于治疗膀胱癌患者，也取得了满意的效果。这些工作有的在杨松森教授的直接督促下完成，有的在杨松森教授的关心下完成，所以我的成功与杨松森教授的悉心指导和培养是分不开的。

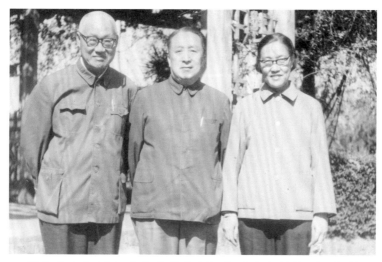

吴阶平院士（中）、杨松森教授（左）与魏克湘教授（右）合影

采访组：您可以谈谈担任泌尿外科主任期间的工作经历吗？

魏克湘：1984年，我担任浙医一院泌尿外科主任。在担任主任期间，我一直重视科室建设，提倡科室内部要团结友爱，学术要民主，同仁之间要精诚合作。

花草树木在阳光下才能茁壮成长，技术进步和科学发展也需要和谐宽松的环境。假如同事之间缺少真情、钩心斗角、互相倾轧、彼此猜忌、背后议论，大家都谨小慎微，战战兢兢各干各的，生怕被别人抓小辫子，那么技术不会进步，也不会创新，只能故步自封。因此，同事之间相处的关键是"真""忍"两字——"真"即真情，"忍"即宽容。

当时，医院泌尿外科经过多年发展，专业队伍不断壮大，在诊疗技术和泌尿外科基础科研等方面不断取得新的成绩，在全国也具有一定的知名度，全国各地很多医生慕名前来进修。无论是进修医生还是本科室工作的医生，我都会一一教导，要求年轻医生初入科室必须从简单手术做起，待手术技术磨炼成熟后，才能逐步接触复杂的手术。我一直到 80 岁还坚持坐诊查房，参加泌尿外科总查房讨论，以身作则，为年轻医生做出表率。

令我感到欣慰的是，我们科室一直是一个团结友爱、学术民主、学术氛围浓郁、非常温馨的大家庭。希望科室继续发扬团结奋进的优良传统，取得更大的成绩。

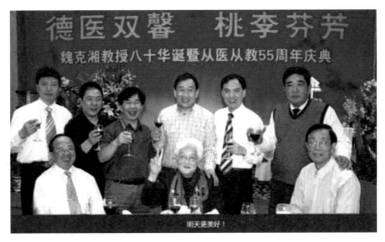

魏克湘教授八十华诞暨从医从教 55 周年庆典留念

采访组：成为泌尿外科第一位女医师时，您是怎样的心情？

魏克湘：是杨松森教授坚持让我做的泌尿外科医师，当时我不知道自己是中国第一位泌尿外科女医师,所以也说不上什么心情,只是觉得既然做了泌尿外科医师,就一定要做好,一定要做出更多贡献,不能辜负杨松森教授和同事们的期望。就这样做着也就坚持下来了。我从小梦想做一名悬壶济世的医师,结果真的成了一名外科医师,一辈子都从事自己喜爱的工作,也算是圆了童年的梦。

采访组:回顾您从事泌尿外科工作的几十年,您有哪些感悟?

魏克湘:我始终认为,在繁重的临床、教学和学术工作中,外科医生需要有特别的人格修养、品德作风和严格的技能训练。外科手术犹如一场战斗,紧张激烈,需要胆大心细、机敏果断,不能优柔寡断、犹豫不决。外科医学也是一门艺术,艺术需要悟性和创造性——创新,做一名好的外科医生不要拘泥于书本上的条条框框,应该在总结吸收前人和同行经验的基础上,在临床实践中不断探索更好的方法。

外科医生也需要培养良好的工作、思考和学习的习惯。我的习惯是"四不""划刀前三对""用心、用脑开刀"。"四不":不见过患者不上台,不亲自过问病史不上台,不翻过病历、看过化验单不上台,不看过片子不上台。"划刀前三对":对患者(怕走错房间),对位置(左、右侧),对片子。"用心、用脑开刀":在手术中养成思考、总结的习惯,每次手术都要当作第一次一样认真对待,手术后都要从思考中悟出感受来,这样才能真正地提高自己。

还有就是始终要把医德铭记心中。从患者的角度出发考虑治疗方案,我们不单单是治病,手术不能仅注意疾病或某一器官的病变,更应考虑患者的体验和意愿,要为患者的健康和幸福着想。可做可不做的不做,可做小就不做大,还应注意过度检查、过度治疗等问题。总之,就是使患者痛苦最小、效果最好。

采访组:听说您还十分关注泌尿外科学科的发展,请您谈谈这方面的经历。

魏克湘:也谈不上十分关注,只是我除了临床工作以外还积极参与学术工作。1985年,我参加全国第二届泌尿外科学术会议。1992年,参加全国第四届泌尿外科学术会议；同年，到德国、奥地利及瑞士等地进行学术访问。1982年，在杨松森教授等人的倡导下，浙江省医学会泌尿外科分会成立，我担任副主任委员；1990年，我担任第二任主任委员。1985—2000年，我连续四届担任中华医学会泌尿外科分会委员，还担任《中华泌尿外科杂志》编委。

采访组：浙大一院即将迎来75周年院庆，对浙大一院的年轻人，您有什么期望？

魏克湘：一个好医生要有良好的医德，要勤奋肯干、肯吃苦、有爱心，踏踏实实，一步一个脚印，一心一意地为患者服务。现在的他们一定比我们强，一代人有一代人的使命，"青出于蓝而胜于蓝"，希望他们继续发扬光大，把浙大一院做得越来越好，为更多的患者解除病痛。

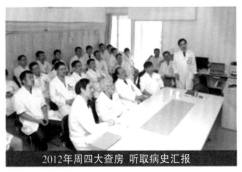
2012年周四大查房　听取病史汇报

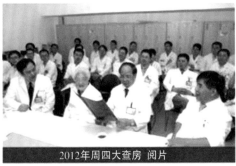
2012年周四大查房　阅片

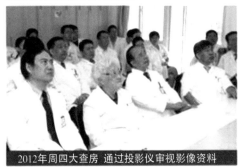
2012年周四大查房　通过投影仪审视影像资料

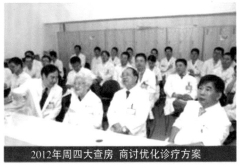
2012年周四大查房　商讨优化诊疗方案

工作照集影

采访组：何庆伟、孔德波

内分泌学科的拓荒者 | 童钟杭

童钟杭,1931年5月出生于浙江省杭州市,内分泌科专家;教授,主任医师;浙江大学医学院附属第一医院终身教授。1955年毕业于浙江医学院。从事内分泌代谢病专业的临床、教学和科研工作60余年,主编医学著作9本,发表医学专业论文140余篇,发表医学科普作品近400篇,曾获卫生部科学技术进步奖、浙江省科学技术进步奖二等奖。创建浙江省医学会内分泌分会。曾任浙江省医学会内分泌分会主任委员,浙江医科大学老年医学研究所所长,浙江医科大学内分泌学研究室主任,浙江省糖尿病防治中心常务副主任,中国老年学会理事,浙江省老年学会副会长,浙江省老卫生工作者协会内分泌专业委员会主任,浙江省老教授学会常务理事,《浙江临床医学杂志》副主编。获得中华糖尿病学会终身成就奖。

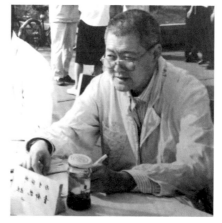

童钟杭

求学考上浙江大学医学院

采访组：您在求学的时期，印象最深刻的经历是什么？

童钟杭：我祖籍浙江慈溪，1931 年 5 月 16 日出生于杭州。我的求学经历充满坎坷。1937 年，抗日战争全面爆发。我刚上小学一年级就随全家逃难到故乡慈溪东埠头，并由母亲在家教认字识字，完成小学阶段的教育。受战争的影响，我们一家随父亲所在的浙江省邮政管理局多次迁移，前后到过浙江丽水、龙泉及江西南丰等地。抗战胜利后，我就读于江西南昌赣省中学。由于父亲工作经常调动，我不得不经常转学，无法获得中学毕业文凭，但这并没有阻挡我追求知识的步伐。1949 年 5 月，杭州、上海相继解放后，我以同等学力同时考上国立交通大学和国立浙江大学。遵母亲之命，我最终选择前往国立浙江大学医学院学习。

住院医师的成长经历

采访组：请谈谈您在做住院医师时的成长经历，专业上对您影响最大的人是谁？

童钟杭：年轻时的经历是艰苦的，但同时也是充实和有意义的。我至今依然记得在做内科实习医生时的情景，每天 24 小时值班，为了能使患者按时吃到早餐，我总是提前赶到病房，为患者空腹抽血。当时我要管 15～19 张病床，当天必须完成新患者的病历和三大常规检查，对糖尿病患者还要做尿糖定量检查，还要做患者的思想工作等。每天总要忙到半夜，然后静下心来阅读和查验一些国内外专业书刊文献。当时，我是一病区唯一的一名住院医师，除要完成 20 张床位繁重的临床日常工作外，我还要带领和指导陆续前来学习的实习医生，回答他们的提问并讲解相关的内容。

我的成长离不开当时内科系主任郁知非教授的谆谆教导。郁知非教授对下级医师的要求十分严格,在查房时他会随时提出与患者有关的问题。他认为,这对住院医师是一种压力,能促使青年医师勤奋工作和学习,并且习惯成自然,不仅可以促进学业进步、临床技能提高,而且更能养成良好的职业习惯和操守,受益终身。为此,我专门写了一篇文章"体验与焦虑——谈内科住院医师的培养",于 1991 年发表在《中华内科杂志》上。

在良师的带领下,在任住院医师的 3 年半期间,我除始终刻苦学习、努力完成本职工作外,还认真负责地给实习医生及医学院后期学生讲授医学英语课,带领学生进行内科学基础的实习,给杭州各医院检验科人员深入浅出地讲解骨髓片。紧张的工作几乎占满了我的所有时间。艰难困苦,玉汝于成,这些工作经历为我日后的医疗、教学和科研工作奠定了坚实的基础。

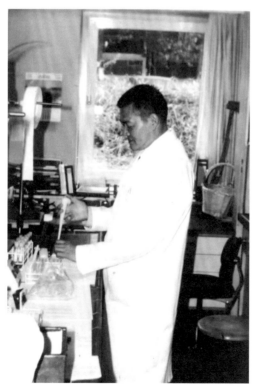

童钟杭教授在实验室

内分泌专科门诊的创办者

采访组:在内分泌学科创建过程中,您是如何开展工作的?

童钟杭:辛勤的付出最终会迎来收获。1959 年,我被时任浙江医学院附属第一医院院长兼内科主任郁知非教授派往上海参加全国第一届内分泌进修班学习。在学习期间,我有幸得到上海医科大学钟学礼教授的指导,专业知识和技能有了进一步提高。1960 年,学成回到医院。当时,内分泌学是一门新兴学科。在新中国成立前,全国只有 4 家医院有内分泌科。在医院领导的大力支持下,我于 1961 年开始着手筹建内分泌专业组,同时在内科设立内分泌专业病床及内分泌专科门诊,填补了浙江省内分泌学科的空白。同年,我带队在田家园操场边的几间平房内购置专业实验设备,建立了全省第一个内分泌实验室,开展内分泌常见代谢性疾病的检验,形成了临床与实验室相结合的完整内分泌专业体系。由于实验室设备完善、人员专业,所以省内很多医院的标本会送到该实验室检验,也因此推动了全省内分泌学科的发展。

1984 年,我开始主带和指导内分泌学的硕士研究生,如今不少学生已成为浙江省内外各大医院内分泌学科带头人。1985 年,我晋升为浙江医科大学教授,浙江医科大学附属第一医院主任医师。1987 年,我以访问学者身份赴联邦德国吕贝克医科大学进行校际交流,进一步了解、学习和掌握最新国际前沿理论,并多次出席国际学术会议。同年 11 月,浙江医科大学成立老年医学研究所,我任所长,内分泌研究室划归到浙江医科大学老年医学研究所领导。在担任老年医学研究所所长期间,我坚持临床一线,兢兢业业,认真对待每位患者,尽心培养内分泌专业人才,为日后医院内分泌学科的发展奠定了良好的基础。

采访组:在内分泌学科创建过程中,您是如何开展工作的?

童钟杭:我从事内分泌代谢病专业的临床、教学和科研工作已有 60余年,对内分泌代谢病的诊治有较深的造诣,尤其擅长糖尿病及其慢性并发症、肥胖、甲状腺疾病、垂体疾病、肾上腺疾病、内分泌性高血压、代谢综合征等疾病的诊治。内分泌系统有一些罕见病，需要比较全面的检查和诊断，比如发现了 1 例几乎全身多毛、巨乳症的病例，最终被确诊为垂体瘤。该病的发病率可能为 10 万分之一。后来，我们撰写报道发表在国外学术期刊上。

采访组：内分泌代谢病科现在发展如何？

童钟杭：内分泌代谢病科的前身创建于 1961 年，在国内还是比较早的。并且在 1962 年，我们白手起家建起了全省第一个内分泌实验室。经过 60 多年的发展，内分泌代谢病科至今在庆春、余杭、之江 3 大院区拥有 80 张床位，年门诊量接近 18 万人次。现在由我的学生沈建国博士担任科主任，科室也更名为内分泌代谢科，也是中南大学湘雅二医院国家代谢性疾病临床医学研究中心浙江分中心。2020 年度中国医院科技量值（STEM），内分泌病与代谢病学国内排名第 17 名。2020 复旦版华东地区内分泌声誉排名第 9 位，科里有博士 25 名，分别毕业于德国基尔大学、德国吉森大学、浙江大学、上海交通大学、北京协和医科大学、华西医科大学、香港大学、南京大学、清华大学医学院等，主任医师 7 人、副主任医师 7 人，人才济济。学科主要研究方向为糖尿病及其慢性并发症，尤其在糖尿病肾病发病机制、早期诊断和治疗以及糖尿病大血管病变的发病机制方面有较深入研究。

采访组：对年轻的医学后辈、对医院，您有哪些期许？

童钟杭：医生的确是直接为人民服务的一个很好的职业。作为一名医生，我一直很愉快，而且很有成就感。每一个病例经过慎重考虑疾病诊断、治疗情况，反复推敲，以减少其疾病的并发症。我对医学后辈的成长寄予厚望，严谨求实是医院最基本、最核心的文化基因和元素，贯穿医院发展的整个历程，文化血脉一直延续，对医院的发展影响深广，我对浙大一院的发展充满期待。

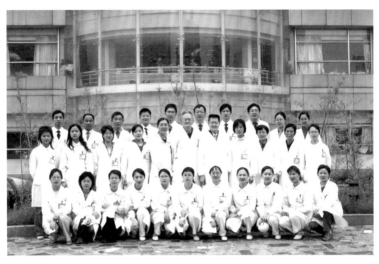

2006 年科室集体照

采访组：沈建国、郑鑫红

肛肠外科领域的耆宿元老

何英惄

何英惄，1931年9月出生于上海市，肛肠外科专家；教授，主任医师；浙江大学医学院附属第一医院终身教授。1955年毕业于浙江医学院，创建浙江大学医学院附属第一医院肛肠外科及浙江医学会肛肠外科学组。曾任中国中西医结合学会肛肠外科分会委员，浙江省中西医结合学会肛肠分会副主任委员，《中国肛肠病杂志》《浙江医学》编委，著有《痔、肛瘘与肛裂》等医学专著。

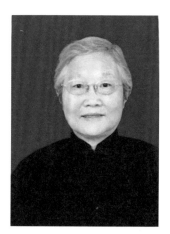

何英惄

采访组:您在求学时期,印象最深刻的经历是什么?

何英黎:我于1931年出生于上海市,家中长辈们有很多医生朋友,他们医术高超,态度和善。我幼时生病,母亲带我去看医生,仔细检查后,医生给我开了些口服药,我服药之后就日渐好转。这让我惊奇不已,感觉医生本事真大,于是暗暗下决心自己长大后也要当医生。

1950年经过全国统考,我进入浙江大学医学院就读,同届同学有50余人。当时医学院的院长是王季午教授。时隔半个多世纪,整个学校的情况依然清晰地印在我的脑海里。当时,浙江大学大门开在大学路东侧,入口左手侧是注册处,也是现存的"求是书院"所在地。

当时的国立浙江大学有高水平的文、理、工等学院,为医学院学生的全面发展创造了得天独厚的条件。我们在修习基础医学课程之前,先在理学院专门学习数学、物理、化学、生物等课程并参与实习,这为之后的医疗、科研及教学工作打下了扎实的基础。王季午教授讲医学概论时,曾讲到"基础课服从临床课,临床课服从实际需要",这句话至今被我奉为人生座右铭。

1952年院系调整后,浙江大学医学院与浙江省立医学院合并为浙江医学院,洪式闾教授任校长。学校合并后,我们就集中转到法院路校舍继续学习了。

采访组:您是哪一年开始进入医院工作的?

何英黎:1955年毕业后,我被分配到浙江医学院附属第二医院(简称浙医二院,即原广济医院)普通外科工作。普通外科分为上下两层楼,我被安排在二楼工作。医院注重对新员工的培养,对各种细节问题都要求严格。有一次,我在写一份病程记录时,忘记填入住院号,时任外科主任黄德瞻医生悄悄地拉住我的工作服,从一张桌子拽到另一张桌子前,点了点住院号空白处。这让我深感惭愧,也因此培养和锻炼了我严谨细致的工作作风。

1957年,浙江医学院科系调整,原普通外科二楼搬至浙江医学院附属第一医院,我随科室一并前往。1963年,我调至痔科工作。1984年,痔科撤销,改建为肛肠外科,我被任命为主任,也是浙医一院首任肛肠外科主任。

采访组:可否谈一谈您在临床工作中的感受?

何英悫:肛肠外科是为肛门、直肠与结肠疾病患者服务的。有位患者晨起排便后,肛门疼痛不止,精神不振,我为他进行了细致的检查,确认为"肛裂",并给他做了注射疗法。疼痛缓解后,这位患者高兴地拿了处方下楼配药,隔一两周后再来复查时,创面已经基本愈合,患者十分感激,我也十分开心,同时表示这是我们医生应尽的责任和义务。对我来说,类似的临床治疗已是常态。还有一位患者腹部坠胀1周,前来就医。我通过指检发现有硬块粪便堵在患者肛门口,我只能用手指慢慢地、一点一点地抠出来。完了之后我再开具治疗单,安排患者到楼下导尿灌肠室做低压生理盐水灌肠。问题解决后,患者开心地笑了,然后我又详细地指导患者以后如何改变陋习、养成良好的卫生习惯。所以就如同很多人说的那样,我们科的工作是"又脏又累"。

采访组:在学科、学会创建过程中,您是如何开展工作的?

何英悫:临床工作虽苦,但是作为医生,我们能从患者被治愈后的快乐中感受到作为一名临床医生的甜。这或许是因为我认为医生本身最重要的是"医德"。这种思想来自我外公从小对我的家庭教育。孔子曰:"修身、齐家、治国、平天下。"对医生来讲,修身就是修医德。秉持着这种奉献精神,我努力要求自己不仅要在临床上兢兢业业,对患者关怀备至,而且要积极参与到医疗扶贫工作中。从医几十年,我多次带着医学生们到基层卫生院进行帮扶工作,足迹遍布衢州、龙游、余杭、遂昌、余姚四明山等地。在深入基层卫生院工作的日子

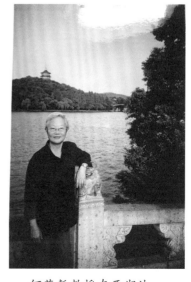

何英悫教授在西湖边

中,我与学生们同吃、同住、同劳动,给学生们上课,带他们参与临床实习,不仅为乡亲们治病送药,而且提高了当地医生的医疗水平。能培养一批优秀的医学人才,也是我最感自豪的事。

基于对医学事业的执着和追求,我除在临床和教学工作上精益求精外,在推动学科建设上也费尽心力。我于1984年担任浙医一院肛肠外科主任后,牵头成立了中华医学会浙江分会肛肠学组,并任组长;2年后,学组就扩大成浙江省肛肠外科学会,我担任学会主任。学会每两年举办一次学术活动,推动浙江省内各地医生学术交流,开拓医生的眼界,丰富其临床诊断、治疗经验。

采访组:对医院和现在的年轻医务工作者,你有怎样的寄予和期望?

何英懃:逝者如斯,不舍昼夜。如今浙大一院的肛肠外科(目前已改名为结直肠外科)不断发展壮大,浙江省外科学分会肛肠外科学组也在组建后的两年内扩展为浙江省医学会肛肠外科分会。现在,我虽已不在临床一线,但仍关注学科发展和人才建设。如今的医学事业正是需要人才勇攀高峰的时候,我希望年轻医生要从临床出发,多学习、多实践、多思考、多交流,为推动医学高质量发展贡献自己的力量。

　　　　　　　　　　　　　　　　　　　　采访组:徐兴伟、宋玥

人工心脏瓣膜的开拓者 | 叶丁生

叶丁生，1932 年 8 月出生于上海市，心胸外科专家；教授，主任医师；浙江大学医学院附属第一医院终身教授。1955 年毕业于浙江医学院。1983 年任浙江大学医学院附属第一医院心胸外科主任，曾任中华医学会心胸外科学会委员，浙江省医学会心胸外科学会第二届、第三届主任委员，浙江省抗癌学会肺癌专业副主任委员。在省级及国家级杂志

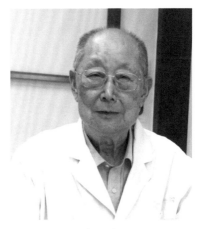

叶丁生

发表论文数十篇，获浙江省科学技术进步奖二等奖、浙江省胸心外科学分会事业突出贡献奖。享受国务院政府特殊津贴。

采访组：您当初是怎么选择胸外科的？

叶丁生：我 1932 年出生于上海，1950 年在上海高中毕业后就报考了浙江大学医学院。1955 年，我从医学院毕业后被分配到附属第一医院，在普外科轮转。在 2 年左右的学习过程中，我发现外科术后患者血常规中的嗜酸性粒细胞的变化与病情的转归有一定的联系，这一现象引起了我进一步研究的强烈兴趣。机缘巧合下，医院党委研究决定把我分配到胸外科病房。就这样，我在医院胸外科一干就是 50 年。

采访组：对于我们这些 20 世纪八九十年代出生的人来说，1955 年似乎已经距离我们很远。您可以向我们介绍一下您当初来科室时的状况吗？

叶丁生：我来到浙江医学院附属第一医院时，胸外科已经独立成科，病房一共有两层楼，有 40 余张床位，科室里的上级医生是石华玉、孙长麟和吴定凯。那时主要做肺叶切除手术，因为来医院就诊的大多是肺结核、支气管扩张、肺脓疡和肺癌等患者。作为住院医生，我也曾做过几例胃代食管手术，在当时也算是可以登报的大手术。

采访组：在您的心目中，您的前辈石华玉教授是怎样的一个人，他对您有什么样的影响？

叶丁生：那段时光中，石华玉老师的大胆创新给我留下了深刻的印象。在 20 世纪 50 年代，医疗仪器和设备相对简陋，石华玉老师设想了一种叫"心脏镜"的手术，原理是打开胸腔后将试管直接插入左心房，通过试管来观察二尖瓣的病变情况。在当时没有超声、没有介入、没有体外循环的背景下，他的这种大胆设想体现了老一辈医务工作者开拓进取的精神。尽管这种设想因种种原因并没能得到实践，但是石华玉老师所做的动脉导管未闭、二尖瓣分离等手术使我们医院成为国内最先开展心脏手术的医疗单位之一。

采访组：叶教授，可以跟我们谈谈您公派出国留学进修的经历吗？

叶丁生：20 世纪 70 年代末，高教部制订公派出国计划，要输送一批年轻人到国外学习先进技术。在这样的背景下，经过层层选拔，我争取到了公派机会，在 1980 年作为访问学者前往南斯拉夫。

20 世纪 80 年代，铁托领导的南斯拉夫与中国关系友好，我在南斯拉夫可以上台手术。那时我已经积累了一定的临床经验，有一次与当地医生查房时看到患者发生包裹性积液，我判断出了包裹性积液的发生位置，并提出可以穿刺。当时，包裹性积液的穿刺定位相当困难，当地医生又没有经验，因为我在国内有这方面的经验，所以由我完成该手术，也帮助当地医院弥补了这一短板。

在南斯拉夫访学期间，我有幸遇到了苏黎世大学医院的 Tulina 教授，他热情地邀请我到瑞士做访问学者，我也得以有机会到世界顶尖医疗机构继续学习。来到苏黎世大学医院心血管外科后，我马上加入了手术组，在实际操作中学到了很多，技术水平也有了大幅提升。趁这个机会，我也与国外一些高校和学者建立了合作关系，为以后我们科室选派医生留学进修打好了基础。

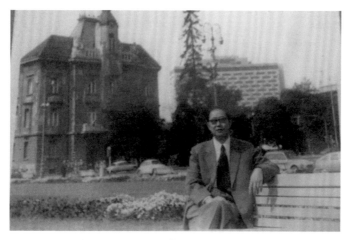

1981 年，叶丁生教授在瑞士苏黎世大学留影

采访组：叶教授，我了解到您曾自主研发过心脏生物瓣，可以谈谈最初的情况吗？

叶丁生：当时，我从阜外医院研究生毕业回杭，正好在特殊时期，工作条件非常艰苦，但是我和心胸外科团队的同事们还是进行了心脏方面的探索，在浙江省率先开展了主动脉缩窄成形术、胸主动脉瘤切除术、法洛四联症根治术、心脏瓣膜置换术等一系列高难度手术。1977年，医院有意向发展心胸外科，当时心脏瓣膜病患者很多，但是条件限制，没有进口的瓣膜，医院决定着手开始自主研发生物瓣膜，并将这一重任交给了我。

当时国内还没有研发生物瓣膜的先例，我感到肩上的担子很重，每天加班加点看文献。我和团队的同事们最开始按照国外期刊上的图片，设计瓣膜模型。因为瓣膜需要加工精细的瓣环做支架，瓣叶需要用无毒的材料制作，所以我们好几次跑到杭州钟表厂、杭州六一纺织厂寻找合适的材料。瓣膜纯手工制作好了，但不能直接用于人体。于是，我就在狗身上做实验。我每天就睡在动物实验室，观察狗换瓣后的情况，然后不断修改设计和材料。经过几轮修改后，动物实验获得成功，我们又开始进一步的临床探索。1978年，我主刀进行了国内第一例手工生物瓣的换瓣手术，手术获得成功，我也因此于1980年荣获浙江省科学技术进步奖二等奖。我们做了60多例病例。然而，这种瓣膜虽然有效，但毕竟工艺比较粗糙。后来，在美国HOPE基金会的支持下，我们全面开始改用进口瓣膜。

采访组：能说说我们科室与HOPE基金会开展合作的这一段经历吗？

叶丁生：美国HOPE基金会的全称叫project HOPE，经时任浙江医科大学校长郑树牵线搭桥开展合作，美国人提出要先对医院的心胸外科进行考察。我感觉到这是一个千载难逢的机会，便动员科室同事们做了大量的工作，包括整理科室成立以来的手术资料等。经过严格的考察，美国HOPE基金会最终把合作基地落户在我们医院。在HOPE基金会的支持下，我和另外三位同事一行四人于1987年前往美国麻省总医院交流学习。国外先进的手术技术和管理经验让我们深受震撼、大开眼界。结束3个月的学习回国后，我带领科室骨干力量着手创建心脏外科监护室，在全省率先开展左右心导管、心脏大血管造影等检查，并开始摸索体外循环技术，在陈自力、施丽萍等年轻医生的共同努力下，体外循环技术逐渐成熟，我们心胸外科也迎来了一个迅速发展的阶段。

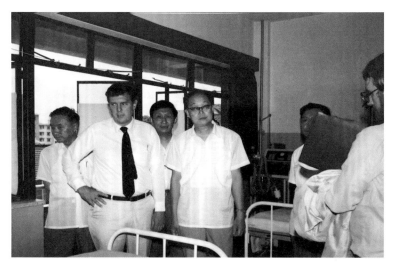

1986年，美国 HOPE 基金会人员来浙江医科大学附属第一医院考察

采访组：那也请您评价一下您的学生们吧。

叶丁生：我的学生们都很努力，现在在浙江省心胸外科学发展中也发挥着重要的作用。至于你们更年轻的同志，你们的基础比他们更好，你们英语、计算机样样精通，你们的条件也比他们那个时候好，我相信你们经过努力，将来也会更好，一代胜过一代。

采访组：说了这么久了，最后我们再来谈谈未来。目前，浙大一院心胸外科学科在省内、国内都有一定的地位。您觉得我们要如何才能更好地发展？

叶丁生：我认为，最重要的是要切忌骄傲。我了解到现在国内心胸外科正在迎来另一个革命时期，普胸外科腔镜发展，心脏外科的微创化程度也越来越高。我们当然也有机会，科室发展是一个长期的工程，发展的根本是人才队伍建设，大家要拧成一股绳。任何单位的强大，必须依靠强大的集体。要加强与国内外学术中心的交流，要重视每次交流和发言的机会。另外，创新格外重要，只有敢于不断突破，敢于放弃旧方法、旧理念，才能引领潮流，才能不断发展。

采访组:我留意到您特别指出了年轻医生要走出去,这是您的经验吗？另外,我们现在也有年轻医生在外派,对他们,你最想提些什么建议呢？

叶丁生:我那个时候出去觉得国内外的差距特别大,对比非常强烈。因此,我对什么都感兴趣,包括他们的临床技术、科研条件、管理制度等。我什么都想学。回国后,我也试图将那套先进的东西搬过来,但毕竟理念还是有差距的,我们仍旧需要不断学习。

另外,我认为有一定资历的中青年医生要积极参与对外交流。在国外学习,要着重学习他们的科研。我们要清楚我们的定位,但也要有信心向国外先进单位看齐。我们要敢于创新,不管是理念、手术方法还是其他各方面,我们还要试着走在前面。我们要有勇于革新的胆识,勇于创新的拼劲,努力开创我们的未来。

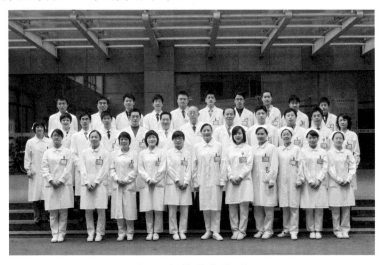

2010 年科室集体照

采访组:郑骏楠、叶晟杰、郑鑫红

病理学科的诊断权威

余心如,1932 年 10 月出生于浙江省杭州市,病理科专家;教授、主任医师;浙江大学医学院附属第一医院终身教授。1955 年,毕业于中国医科大学。1957 年,任职于浙江医科大学病理教研室。1989 年 1 月起,担任浙江医科大学附属第一医院病理科主任。曾任浙江省医学会病理学会委员、浙江省卫生厅病理质控顾问、浙江省会诊专家小组成员、浙江省抗癌协会顾问以及全国病理工作者学会诊组成员等。

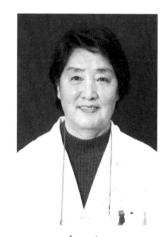

余心如

荣获浙江省科技成果二等奖、省教委科技进步奖二等奖等多项成果奖。1993 年起,享受国务院政府特殊津贴。2015 年被授予"中国病理事业突出贡献专家"称号。

教书育人　一丝不苟

采访组:余教授,您可以谈谈年轻时的成长经历吗?

余心如:我 1932 年出生于杭州,童年和学生时代先后在上海、贵阳、重庆、南京和苏州度过。颠沛流离的生活和求学经历让我养成了坚韧独立的性格特点。

我上学的时候,成绩还是蛮好的,在中学期间成绩排名年级第一,数学和物理特别好。我那时最大的希望是成为像居里夫人那样的科学家。因此,考取上海交通大学电机系成为我的人生梦想,也是对自己未来人生的圆满规划。但是在动荡的时局下,我的父亲突然失业,家里失去经济来源,所以我不得不重新考虑自己的人生选择。1950 年,远在沈阳的中国医科大学来上海招生,可以为学生免除学费和部分生活费。对我来说,这不啻是一个天大的喜讯,当时毫不犹豫地报名参加,只身前往沈阳继续求学,从此走上了医学之路。

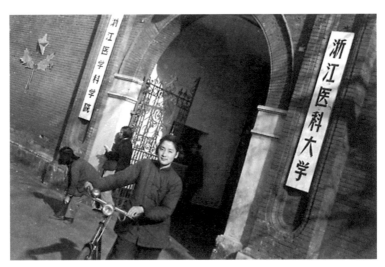

余心如教授在浙江医科大学门口留影

1955 年,从中国医科大学外科系毕业后,我就职于中国医科大学附属第一医院,当一名外科住院医师,受当时科主任的影响,我除了进一步提升自己在外科治疗方面的专业技能外,开始接触病理学的相关知识,希望从中更全面地了解和掌握新的知识。1957年,我跟随同是学医的丈夫回到杭州,就职于浙江医科大学。这样一干,就是几十年。在浙江医科大学,我接受组织上的安排,不再从事外科临床治疗,而是专心致志地在病理学教研室工作。

人才培养 奠基发展

采访组:您曾经在浙江医科大学病理教研室工作,请谈谈您当教师的情况。

余心如:人家说上课最容易炒冷饭,但我每一次备课都是热炒。我始终牢记立德树人的使命,在教学上倾注了大量的心血。我记得那时上课前会做大量的准备工作,去图书馆查阅相关方面的最新文献、了解最新进展,这是我的必修科目。教书育人的事业是很崇高的,不能马虎。

为了提高教学质量,我会事先写好详细的讲稿,并多次计时演练和复述,以确保在有限的时间内将每个知识点最完整、清晰地传授给学生。在浙江医科大学病理教研室工作的30年里,广受学生好评,培养出众多优秀的医学后辈,他们当前大多是省内各大医院的学科带头人。为了表彰我对国家高等教育事业做出的突出贡献,1993年起我开始享受国务院颁发的政府特殊津贴。

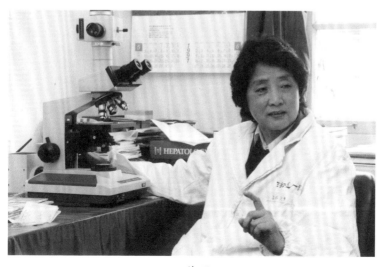

工作照

采访组：1989 年 1 月，在郑树校长、黄怀德院长协调下成立浙医一院病理科，您担任科主任，请您谈谈此事的经历。

余心如：浙大一院病理科的前身是浙江医科大学病理教研室，1949年时任病理教研室主任的陈履告教授在浙医一院田家园成立了我省第一个外科病理诊断室，并由病理教研室老师以短期轮转的方式从事病理诊断工作。

为适应医院发展需要，我在 1963 年被选派赴上海肿瘤医院病理科进修，师从我国著名的外科病理诊断专家顾绥岳教授。回校后，我就被安排专职负责外科病理诊断室的诊断工作。自此，浙江医科大学病理教研室的外科病理诊断从"短期轮转"变为"专人负责"，浙医一院病理诊断正式走上轨道。

时光荏苒。1982 年，那年我刚好 50 岁，我获得 WHO 奖学金赴美国哥伦比亚大学和新墨西哥州立大学做了一年多的访问学者，为医院病理科的发展学习新方法、新理念，率先在省内将免疫组化技术应用于临床病理诊断，并通过病理学年会及培训班的形式向全省病理界介绍和推广这一技术。20 世纪 80 年代末，临床科室对病理科的需求不断增加，由于我有上述"背景"，浙江医科大学郑树校长与浙医一院黄怀德院长协商，于 1989 年 1 月，在浙医一院正式成立病理科，我担任病理科主任。之前的"病理科"，正规的称法应该是浙江医科大学病理教研室-外科病理诊断室。

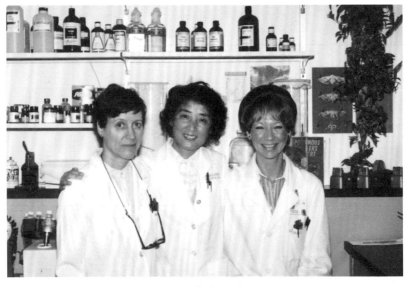

访问学者照片

采访组：浙医一院病理科吸引了很多进修人员，为什么这么多人慕名而来？当时怎么做培训的？

余心如：1989年后，我专职负责临床病理，我深知人才培养的重要性，加之科室多是一些专业基础较为薄弱的年轻人，我便在年轻医生的培养上花费大量心血。从大体标本的肉眼判断、取材，到显微镜下如何观察分析病变，以及如何描述病变做出确切的诊断，都是手把手地指导。在我的带领下，医院病理科逐渐壮大，形成一个较优秀的团队，学科水平在全国名列前茅。

科室各方面发展迅速，吸引了省内外各级医院的关注，加之浙江医科大学病理教研室在全省乃至全国享有较高声誉，所以当时全省至少有50%的病理医师首选到浙医一院进修。之后，住院医师规培兴起，来我科规培的人数也是全省最多的，我们为全省乃至全国的病理科发展做出了积极贡献。

凭借扎实的专业及相关基础知识、丰富的临床经验，我在省内外也慢慢地有了颇高的知名度，我曾任全国病理工作者学会诊组成员、浙江省抗癌协会顾问等，并于2015年被授予"中国病理事业突出贡献专家"称号。

严谨细致　换位思考

采访组：请您谈谈过去的医疗、教学经历，其中有没有让您印象深刻的事情？

余心如：有一次，一位被诊断为直肠腺癌的男性患者带着一张病理切片找到我，希望我能再做诊断。我当时通过显微镜观察发现，在活检的肠黏膜组织切片中确实看到了腺癌组织，但再端详，总觉得切片中所见到的组织图像与一般的肠癌有些不一样，便大胆推测癌组织很可能不是原发于结肠的肿瘤。我特地与患者交流，便进一步详细地询问患者的病史及主要症状，然后我又对该切片进行了免疫组化标记。结果癌组织呈PSA染色阳性表达。完全可以肯定，患者的肠壁肿块是前列腺癌侵犯肠壁所致的，而非原发性直肠腺癌。最后，患者肛门得以保留。

采访组：我们想了解下您几十年的医教研经历中对"以人为本"的理解与实践；此外，您对当代医学人才培养有什么建议？

余心如：我认为医生要考虑患者的生活质量和长远健康，做出有针对性的、恰当的治疗方案。医生面对的服务对象首先是人，然后才是病，故需"以人为本"。"换位思考"是我经常挂在嘴边的一条从医信念。比如有一次，我诊断一位患者为淋巴结转移性黏液表皮样癌，患者难以接受下颌骨切除，便又找到我。按常规来说，病理医生只负责诊断，治疗方案是临床医师的事，病理医生做出诊断，就尽到责任了。但是面对他祈求的眼光，我又开始了一轮严密的检查和分析，并有依据地推测淋巴结中的上皮细胞巢可能不是肿瘤转移而是异位的上皮。与患者坦承这一想法后，我建议暂时不做手术，密切随诊，但这样的处理有一定的风险，如果患者同意承担风险，可以向口腔科医师提出他的要求。患者经过斟酌后接受了这一建议，并且一直未发现淋巴结肿大，目前已经结婚生子。

病理医生的职责是在疾病诊治过程中对疾病性质做出最终的明确诊断。在做出每一例病理诊断前，病理医生必须对患者的临床情况及病变性质进行全面分析，这是我一直坚持的也是一直在做的。

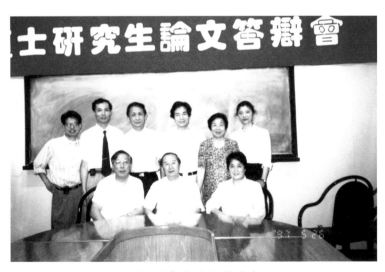

硕士研究生论文答辩会

采访组：对年轻的医学后辈们，您有哪些嘱托？

余心如：谈不上嘱托，只是说点心里话。我曾经请一位患者书法家为我们科室写了一幅横幅——"敬业 严谨 奉献"。因为病理医生的责任十分重大，有诊断"金标准"之称，所以病理医生必须具备上述素质。在当前医疗背景下，病理医生还要学会担当，如果医生为了减少医患纠纷的风险就采取比较消极的做法，用模棱两可的词句描述诊断结果，甚至向患者罗列多种治疗方案，叫患者自己去选择，这样虽然可能保护了自身的安全，但却违背了"治病救人"的职责。医生本着对患者负责的精神，设身处地为患者着想，学会"换位思考"，为患者分忧，许多不必要的医患纠纷是可以避免的。

采访组：金丽娜、任国平、郑鑫红

兢兢业业，如霆如雷

陈庆廉

陈庆廉，1937 年 1 月出生于福建省莆田市，麻醉科专家；主任医师；浙江大学医学院附属第一医院终身教授。1960 年毕业于浙江医学院。1963年在浙江医科大学附属第一医院从事麻醉学专业至今。1978—2002 年任麻醉科主任。1996 年始，先后任中华医学会麻醉学分会委员、中华医学会浙江省分会麻醉学会主任委员，及《中华麻醉学杂志》《临床麻醉学杂志》《浙江医学》《浙江临床医学》等杂志的编委。

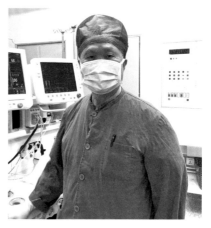

陈庆廉

采访组:陈教授,请您谈谈您的求学之路吧。

陈庆廉:1934 年,我出生于福建莆田的一个山村。1948 年,我小学毕业,就随父母在家务农。第 2 年,我的小学老师托人转告我,念初中班可以用粮食抵学费,我就去参加春季班初中考试。1955 年,我高中毕业后考入浙江医学院医疗系。在浙江医学院学习的这 5 年,对我今后人生的影响是巨大的。那时,我们风华正茂,也争强好胜,上课认真学习,一有空余时间,同学们都是扎进图书馆查资料,生怕落后,图书馆的座位也往往一座难求。

1957 年暑假,大家响应号召,积极投身到社会主义建设中,我们被分到康桥铁路段(现拱墅区半山附近)参与修建,那段时光很辛苦,出发和回程也常常见不到太阳,晚上回去走在田埂上经常会有人因打瞌睡而跌落到田埂里,但是大家都没有叫苦,反而很自豪,就像战场上带回来勋章一样。暑期结束,我们就立马进入学习状态。那时,大家的想法很简单,要么好好学习,以后治病救人,要么就投身到社会参与建设。医学院后期的学习主要是在半山卫生院进行医教联合教学。我们班去了杭钢联工医院,在那里学习了 1 年(医护工为一体)。然后,我到上海劳工医院实习。1960 年 3 月,我提前毕业,并留校工作。

采访组:您是何时到医院的,又是怎样走上麻醉之路的?

陈庆廉:1960 年 3 月毕业之后,我就职于浙江医科大学病理解剖教研组,在那里工作了 2 年。因为医大招生规模缩减,组织分配我到浙医一院外科工作。在普外科工作了 1 年左右,我渐渐觉得我不适合做一名外科医生,主要觉得跟家属沟通比较艰难(有一部分是方言的原因),工作开展起来很艰难,所以想转去省卫校病理科工作。这时,有同事告诉我说人事科想选两名医生从事麻醉工作。当时,我考虑到麻醉工作不需要看门诊,不用跟患者太多接触,挺适合我的,而且当时外科有心胸外科组,麻醉也有更大的发展空间,便自告奋勇找人事科要求改行做麻醉医生,同时要求去内科轮转学习相关知识(呼吸科 3 个月,心内科 6 个月,心电图室 2 个月)。1964 年底,我正式进入麻醉组工作。

据我所知,20 世纪 60 年代早期,从普外科医生自愿转行做麻醉工作的很少。对于这个选择，我至今无怨无悔，同时也很自豪；我热爱这个行业，几十年过去了，至今仍然投身于这个行业中。

采访组：从医数十年，您对浙大一院是一种怎样的情怀？

陈庆廉：我一直以能成为浙大一院的一名员工感到无比荣幸和骄傲。浙大一院也为每一名员工提供了广阔的发展空间。任何人，只要努力都有机会，尤其现在展现在全院员工面前的愿景，将激励员工们去拼搏、创新。

浙大一院是看着我、陪着我成长起来的；同时我也是浙大一院半个多世纪发展的见证者、添瓦人；能成为浙大一院的一名员工是非常荣幸和骄傲的。我在浙大一院工作近 60 年，浙大一院给我提供了工作、学习、生活的各种条件与机会。经过半个世纪的发展和一代代浙一人的努力，成就了浙大一院现在的强大科研实力和发展势头。

浙大一院建院早期以内科为主，特别是传染病科国内领先。1955年，学校对浙一医院、浙二医院有关科室进行调整后，我院新成立了许多外科科室。1962 年我来医院工作时，泌尿外科、眼科在省内处于顶尖水平，而由石华玉教授领导的心胸外科在国内名列前茅。但就总体实力，兄弟医院的外科水平比我院强。近数十年以来，我院外科水平稳步发展。与此同时，外科的发展也促进了麻醉学科的发展。麻醉学科是手术科室的支撑学科，而麻醉发展也会进一步推动外科的快速发展。当初，我改行做麻醉医生，就是看到我院心胸外科手术的广阔发展空间能提升麻醉管理水平。20 世纪 90 年代后期，我院肝移植取得了重大进展，给麻醉医生提供了极好的学习肝移植患者手术麻醉管理的机会。所以，我这一生的麻醉工作内容主要是心胸手术麻醉和肝移植手术麻醉。

采访组：您怎样看待临床与科研之间的关系？

陈庆廉：众所周知，学科的发展需要科研来支撑，而医学科研能进一步推动治病救人能力的提高。在当今大数据和精准医疗的时代，兼具临床应用与科研创新能力的人才会更受欢迎。但是作为一名临床麻醉医生，首先应该以患者为中心，做一名称职的、受患者及外科医生认可的麻醉医生；此外，应该在科研道路上努力探索，以实现自己的人生价值。

　　我认为临床医生更强调的是要不断地接受医学继续教育，学习新理论、新技术，做到在与专业先进水平接轨的同时进行创新。科学研究既要重视长期的理论探索，也应着眼于当下困扰临床的实际问题，选题应该基于临床。我们刚参加工作时，没有接受过系统的科研技术及科研思维训练，当时的工作重心在临床上，经常被邀请随外科医生外出多地协助手术麻醉。20世纪70年代，我参与医学院药理教研组关于中药肌松剂——八角枫的临床研究，曾去北京、广州等地的医院一起参与临床验证。1975年，我参与由徐州医学院及宁波市医学科学研究所协作的东莨菪碱抗感染性休克小组在温岭人民医院为期3个月的临床探索，但由于病例数少、资料不全，研究也无果而终。80年代，我与生物物理教研组一起做呼吸机研发的临床应用研究，获得浙江省科学技术进步奖三等奖。80年代，我还参与了江西南昌医疗仪器厂关于高频喷射通气在心脏外科手术中的应用研究，文章收录在《高频通气》（江西科学技术出版社1989年8月出版）一书中。90年代，外科医生对高血压患者的术前高血压的处理还不够重视，但高血压会增加全麻诱导插管及围手术期心脑血管并发症的发生率。尽管当时全麻诱导插管是联合诱导用药的，但限于条件，全麻诱导气管内插管用药主要是硫喷妥钠及琥珀酰胆碱。可能是由于麻醉镇静药抗应激方面不足，且硫喷妥钠对心血管抑制作用强，所以剂量又不能过大，而术前未经血压控制的高血压患者气管内插管后血压常急剧升高。于是，我选择将未经药物控制的中度以上高血压患者分为两组，分别为硫喷妥钠诱导组及咽喉气道表面麻醉下的清醒插管组，结果发现后者气管内插管后血压波动较小，差异具有统计学意义。这一研究结果我曾在江西省共青城举办的全国麻醉年会分会上进行介绍。回想这60年工作中，我兢兢业业，也一直在临床工作中探索科研之路。

　　采访组：对于浙大一院麻醉科的发展历程，您有怎么样的记忆可以和我们分享？

　　陈庆廉：医疗体系的发展与社会发展相匹配。20世纪60年代初期，我刚入职，我院的外科病区数量较少，仅有普外科两个病区，及心胸外科、泌尿外科、肿瘤外科各一个病区；手术室也一共只有 7 间。在我的记忆中，1957 年，在如今的眼科手术中心楼未启用前，麻醉医生也仅有两人。70 年代末开始建造三病区大楼时，我院麻醉医生也仅有 10 位。2002 年我退休时，麻醉医生有 24 人。相对于外科患者的增加以及病区床位的扩大，麻醉医生的增长水平有限。随着国民经济发展，人民生活水平提高，患者对无痛诊疗的渴望也与日俱增，手术室外麻醉工作越来越繁重。

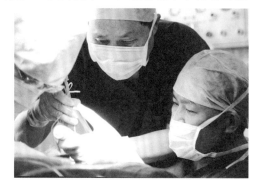

工作照

20 世纪 60 年代，麻醉仪器设备既简陋又短缺，并不是每个手术室都有麻醉机。其中有一台麻醉机名叫陶根记，配有呼吸器，术中可进行机械通气，但无气道压、呼气末二氧化碳等监测配件，主要用于心、肺手术麻醉；其余麻醉机是上海人民仪器厂生产的，叫 103 麻醉机，结构很简单，仅有呼吸回路、钠石灰罐和一个装氧气筒的架子，气管插管全麻中必须全程做手控呼吸。

麻醉中生命体征监测仪器只有国产的心电图机，抗干扰性能差。测血压是用水银柱血压计或圆形弹簧血压表，每 5 分钟手动打气测量一次。到 80 年代，我科才有桡动脉测压。心血管手术麻醉中生命体征监测设备也是十分简陋的，只增加一项体温监测。测温仪常发生故障，只能改用水银计测鼻腔温度或凭经验靠麻醉医生手的感觉。1985 年前后，我科进口第一台 370 牌指搏氧饱和度监测仪。

鉴于麻醉学科发展滞后将影响医院总体医疗安全与质量，且难以满足患者对优质医疗服务的预期，也影响学科自身的发展。为此，近几年来，国家卫健委及中央七部委先后出台有关加强麻醉学科建设的文件，要求各级领导对麻醉科建设发展给予重视。临床麻醉医生的工作环境进一步得到改善。

采访组：从医几十年的经历中，您印象最深刻的是哪例病例？

陈庆廉：20世纪80年代以前，我院尚未建立重症医学科(ICU)。一些重症患者术后往往需要继续留在手术室复苏，此时便由麻醉医生及手术医生共同管理，当患者需要呼吸支持时，医护人员轮替进行，这类患者多为胸科术后患者。当患者术中发生心血管意外而需要进行脑复苏时，也留在手术室内，由麻醉医生轮流值班管理，经3～5天治疗，若患者仍未清醒，则送回原病房。当时脑缺氧患者中，仅有1例经过2天治疗后清醒。当年的工作是辛苦的，但也学习了一些治病救人的知识。节假日若有危重症患者需要复苏，则科室同事轮替管理，虽然大家过节受影响，但毫无怨言。

抢救危重症患者是麻醉专业内涵的一部分，经我们科室团队抢救成功的案例不少，但时间跨度较长，就介绍两例我至今印象深刻的病例。

其中一例发生在1994年，是一名40岁左右的女性患者，因胰腺腺肿住院，术后发生出血性休克并发生肺水肿，气管导管内喷出大量淡红色的浆液性泡沫痰。患者严重缺氧，气道压力大，无法用麻醉机的呼吸器进行有效通气，用手控球囊加压可以少量通气。当时，科室同事何慧梁等一起坚持了6小时左右，捏破了两个呼吸囊，患者肺水肿才逐渐得到控制，病情平稳后送入ICU。2周左右，患者康复出院。

另一例是一名非手术型顽固性呃逆患者。当年麻醉科医生经常参与术后一些相关并发症的治疗，如恶心呕吐、术后疼痛、椎管内阻滞后头痛、术后呃逆等。在20世纪90年代，采用穴位药物治疗术后非膈下脓肿、胃扩张、电解质代谢异常等诱因引起的术后呃逆，取得了较为满意的效果。这名患者比较特殊的是非手术型顽固性呃逆，入住我院后经相关检查排除器质性疾病，多学科会诊治疗后未见明显好转，症状反而加重。我去会诊时，看到患者精神极度虚弱，自诉打嗝时常有胃液反流影响进食。后经过2天穴位药物注射及其他药物治疗后，呃逆次数减少，呃逆动作减轻，但未能根本解除。最后，给予静滴东莨菪碱达到中度到深度的镇静，患者睡眠2天后清醒，呃逆完全消除。患者出院后多次对麻醉科表示谢意，并对我说"感谢你给了我第二次生命"。当时这句话是对我从医30多年的高度褒奖，让我记忆深刻。

采访组:您担任麻醉科主任多年了,请您谈谈如何进行学科建设和人才培养。

陈庆廉:我担任科室负责人近 30 年,一直致力于培养"留得住"的人才。尽管科内人员一直相对紧缺,但是我深知学科要发展,人才很重要,人才要培养、要留得住。20 世纪 90 年代早期,征得院领导同意,与徐州医学院共同培养硕士研究生。我退休时,科内医生经过努力,基本完成硕士学位或博士学位在读。

90 年代后期,我决定开设每周 5 天的麻醉疼痛门诊,以方便患者术前就诊。1991 年外科楼(现今 5 号楼)启用,我科在省内率先建成较规范的术后麻醉监护室(PACU),加速手术周转的同时降低围手术期并发症的发生率。当初我科坚持要设立 PACU 时,也有人认为没有必要,且没有合适场地,我就要求腾出一间较大的手术间作为 PACU。多年以后,没有任何一名外科医生再质疑 PACU 的作用,甚至经常吐槽 PACU 床位不够多。

为提高患者围手术期的安全与质量,我们应采取多方举措。根据目前患者的诊疗模式,我曾建议医院开设老年患者术前评估麻醉门诊,基于患者的基础情况与手术方式进行综合评估,并完善相关检查,术前麻醉评估门诊工作应由副主任医师以上医生承担。

我从事麻醉工作的时间较早,且一直热爱并全身心投入,得到了行业的一致认可。自 1979 年浙江省成立麻醉学分会后,我担任了 18 年的副主任委员、12 年的主任委员。每次麻醉学术专题交流会都为大家提供经验分享交流、病例讨论以及专家解答等的平台。

1989 年,浙江省卫生厅成立麻醉质量控制与管理中心,由我主持制定相关麻醉质量与管理的细则。1992 年,我向省卫生厅提出,希望能定期举办麻醉医生培训,以缩小不同麻醉医生之间的差距。这个建议被采纳后,省卫生厅每年举办为期四周的不同主题的麻醉培训班,对提高本省麻醉安全与质量起到重要的作用。

采访组:您曾经参加过援非医疗队,请您谈谈这段经历。

陈庆廉:1970 年 4 月,受省卫生厅派遣,我参加浙江省第二批援助非洲马里的医疗队(历时两年半)。当时,马里极度地缺医少药,好多疾病被耽误了。印象最深的就是,很多腹股沟斜疝患者因为得不到救治,大量的肠管异位形成巨大的疝囊,好像挂着一个个"大麻袋"。对于当时来说,这样的患者围手术期的管理很困难,因为长期的肠管异位,回纳以后会造成患者的内环境改变,导致缺氧、循环衰竭等并发症,严重的最后因抢救难度大而死亡。我们援非医疗队给当地群众带去优质的医疗技术,走到哪里都看见他们竖起大拇指,喊着"西努瓦",意思是"中国人好"。

　　1973年,国务院举行庆祝援助非洲医疗队工作10周年,我作为浙江省代表队的一员赴北京参加庆祝大会。大会期间,在中南海受到党和国家领导人接见。此生有幸去中南海走了一趟。

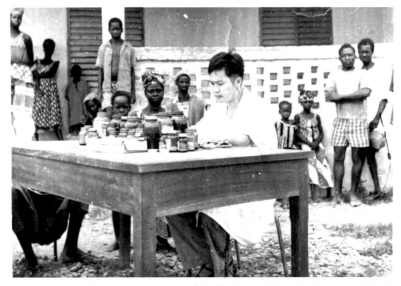

1970年4月—1972年10月参加援马里医疗队期间,1971年到
中国援马里首家糖厂附近农村看病

采访组:对年轻的麻醉医生,您有何寄语?

陈庆廉:麻醉学是临床医学的重要组成部分,麻醉科是体现医疗机构综合能力、支撑临床医疗质量和提升医疗整体水平的临床学科。当今时代,麻醉科在提升医院医疗安全与质量方面更为重要。作为麻醉医生,要热爱自己的专业,既然选择了它,就应该充满工作激情,不让时光流逝,不辱使命,不负韶华,要有担当,要努力成为有扎实理论基础知识和丰富临床经验的科技人才,开辟自己的人生。

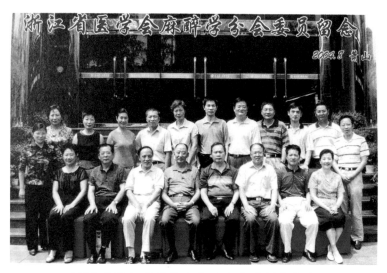

2004 年浙江省医学会麻醉分会委员会留念

采访组：田冬冬、王谌玥、陈燕

兢兢业业六十载的光明之路 | 王竞

王竞，1937 年 1 月出生于上海市，眼底病学专家；教授，主任医师，博士生导师；浙江大学医学院附属第一医院终身教授。1959 年毕业于浙江医学院。曾任浙江医科大学附属第一医院（现浙江大学医学院附属第一医院）眼科中心主任、浙江大学医学院附属第一医院院长、中华医学会眼科学会常务委员、浙江医学会常务理事、眼科学会主任委员、浙江省视光学会理事长等。发表学术论著 80 余篇，主编及参编专著多部。1992 年起，享受国务院政府特殊津贴。曾获第一届全球华人眼科学术大会"中华眼科学会奖"。

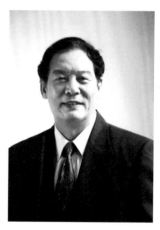

王竞

转变认识　弃军从医

采访组:请谈谈在您的求学之路上,对您影响最大的事。

王竞:我从小学到高中求学期间,经历了抗日战争、解放战争、抗美援朝战争,因此自幼就明白战争的残酷和强国强军的重要性,长大后想当飞行员,想当军人。1954年,我高中毕业,学校推荐报考留苏预备生和哈军工,但因政审没通过,最后在家人的建议下填报了浙江医学院。其实,当时我对医学并没有深入的了解。我在浙江医学院经过5年的学习之后,逐渐对学习医学的意义和价值有所认识,对学医的兴趣和积极性也逐步增加。其中,对我影响最大的有两件事情:一件是1955年4月洪式间院长的病逝;另一件是1958年我们到富阳创办"卫星医院"。

洪式间院长是我国著名的病理学家、寄生虫病专家和医学教育家,在国际医学界享有很高的声誉。他在20世纪20年代就编撰了《病理学总论》《病理学各论》。这两本著作也是国内最早最完整的相关领域的专著。洪院长先后两次赴德国和美国考察,并在德国发表了"洪氏盖玻片虫卵计算法",在病理学界和寄生虫学界沿用至今。他曾经担任过多家医学院校和科研机构的负责人。为消灭危害人民的寄生虫病,他经常深入农村虫灾第一线进行防治研究。我进校时,洪院长是浙江省卫生厅厅长、浙江医学院院长兼浙江省卫生实验院院长。1955年4月,洪院长终因积劳成疾,高血压脑出血复发而病逝,年仅61岁!洪院长是我接触到的第一位医学界专家,他的事迹和为人深深地感染了我,我也初步认识到医学对人类、对社会和国家的重要性,认识到学习医学的意义和价值。我决心要向洪院长学习,认真掌握好医学知识,尽己所能推动国家医学事业的发展。

1957年,学校为响应国家"把医疗卫生工作的重点放到农村"的号召,开展了教学革命活动。在这次活动中,学校组织编写新的教材,把内、外、妇、儿科学的内容集中编写成《疾病防治学》;医学系四五年级的学生在老师的带领下到基层开办"卫星医院",以解决农民看病难的问题。

1958 年 11 月，正在上海第四人民医院实习的我和其他几位同学被调去富阳创办"富阳卫星医院"，当时在海宁等地共建有四所"卫星医院"。我们所在的富阳县（现杭州市富阳区）虽然邻近杭州，但其所属乡镇和农村的医疗条件还是很欠缺的。记得在一个风雨交加的夜晚，一对年轻农民夫妇抱着一个五六岁的小男孩冲进诊室哭喊着："救救孩子！救救孩子！"那天正好我值夜班，看见小男孩脸色青紫，呼吸几乎停止。外科的老师也迅速赶来，紧急开展手术，给孩子作了气管切开。原来是白喉的假膜阻塞气管导致患儿严重窒息，可惜终因延误时间太久，没能挽回小男孩的生命，患儿父母悲痛欲绝的情景深深地触动了我。

还有一次傍晚，有位待产孕妇在从桐庐沿富春江而下到富阳码头的一条小船上，我们赶到码头下船检查，发现是难产"臀先露"，当把胎儿娩出时，已是"苍白窒息"的死胎。

这些因不能及时就医而致残甚至失去生命的情形，让我深深体会到发展基层医药卫生事业的重要性。

钻研业务　精益求精

采访组：您是哪一年来到浙医一院的？对浙医一院的印象如何？

王竞：我于 1959 年 8 月毕业留校，分配到浙医一院。当时的心情是比较复杂的，既有向往，又有些不踏实。我知道浙医一院最早是老浙大医院，医疗水平很高，在浙江老百姓心目中有很高的威望。医院内有众多德高望重的专家教授，在这样的医院里工作一定会有进步和发展前途；但是看到医院比较简陋的房舍和医疗设施，与我在上海时看到的大医院的条件不可同日而语，又有些忐忑。

带着这样一种复杂的心情，我开始了在浙医一院的工作和生活。当时的医院虽然看上去比较简陋，但是这里传承着"严谨求实"的精神，老一辈专家教授对待病人认真负责，对我们年轻医生热情又严格要求。大家都知道，郁知非教授查房时的严谨作风，张鸿典教授对病历书写的严格要求，姜辛曼教授对医疗差错事故的认真态度，凡此种种，都在潜移默化地影响我们年轻一代，培养我们逐渐成长为一名合格称职的医生。

采访组：您是在什么样的契机下成为一名眼科医生的？

王竞：毕业实习时，我对外科比较感兴趣，希望以后能当一名外科医生。毕业后去医院人事科报到时，科长说让我去眼科报到！还说眼科很重要，现在眼科缺人，所以派我去。就这样，我成为一名眼科医生。

随着临床工作经验的不断积累，我接触了大量眼病患者，深切地体会到他们的痛苦。当你看到一双双痛苦不堪的饱含求助的眼睛望着你时，你就必然会认真帮助他们解除痛苦。无论是内科医生、外科医生还是眼科医生，这都是应该承担的责任。于是，我逐渐意识到当好一名眼科医生也是很崇高的。

采访组：请您谈谈您作为眼科医生的成长之路。

王竞：我进入眼科后，科室指派上级医师指导我熟悉眼科的常规诊查设备，阅读指定的专业书籍等。经过数月的学习和观察，我对眼科的临床意义有了初步的认同。眼球虽小，但结构复杂，犹如一台精巧的摄像机。人类对外界信息的获取，80％以上通过眼睛。眼球是一个透明体，一旦患有病变，可能导致视力损害，即使经治疗后病变修复，往往也会遗留视功能障碍。因此，防盲治盲工作是非常重要、非常有意义的。

记得有一次我在急诊值班，接诊到一名双眼被硫酸颗粒严重烧伤的搬运工，他的双眼眼球前部，特别是角膜上布满了硫酸碎屑，疼痛难忍，且有失明的危险。这位患者是他家中的主要劳动力，眼伤所带来的痛苦以及对可能失明而致家庭面临生存困境的担忧，让他在住院期间一度有轻生的举动。看到这个情况，我下定决心必须治好他！经过一段时间的精心治疗以及心理疏导，患者视力最终得以恢复，他重新建立对生活的信心。而这也更坚定了我做好一名眼科医生的决心。

但是，要做一名好的眼科医生，光有决心是不够的。记得我收治的第一例视网膜脱离患者，他来自农村，双眼高度近视，右眼视网膜脱落。我在上级医师的指导下给患者施行了手术，但术后脱落的视网膜并没有复位，原来是在术前检查时遗漏了周边视网膜上的一个小裂孔。因此，不得不进行第二次手术。这不仅给患者增加了痛苦，也给患者家庭增添了负担。但患者却毫无怨言，表现出对医生的充分信任。对此，我深感内疚，下决心要刻苦钻研业务。

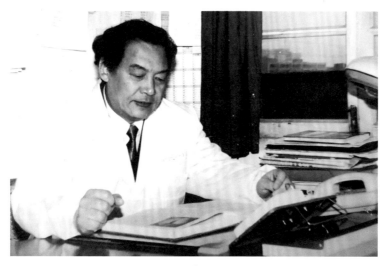

工作照

1973 年，我有幸到北京同仁医院进修，学习重点就是眼底疾病的诊治。当时，国内大部分医院没有眼底照相机，当我们发现典型或罕见的眼底病变时就用彩色笔画出来。同来同仁医院进修的一位来自武汉的医生擅长画图，我就请他帮我画，而我就帮他翻译他需要阅读的英文文献。就这样，互帮互学，一年下来我们都学习和积累了许多有用的知识，为以后从事眼底诊治工作打下了很好的基础。

严谨求实　引领发展

采访组：您对医院眼科组建时的情况还有印象吗？

王竞：浙江大学医学院附属第一医院的前身浙大医院建院于 1947 年，当时由著名的眼科专家姜辛曼教授担任科室主任。1952 年浙江大学院系调整后，成立浙江医学院，浙大医院成为浙江医学院附属第一医院（简称浙医一院），原广济医院成为附属第二医院，原广济医院的眼科医生调入浙医一院，组成浙医一院眼科。当时由姜辛曼教授任主任，吴燮灿副教授任副主任，在姜辛曼、吴燮灿两位主任的领导下，浙医一院眼科医疗队伍逐渐壮大，医疗水平不断提高，成为浙江省眼科学医疗、教学、科研和人才培养的主要基地。

采访组:您刚提到浙一眼科逐渐成为浙江省眼科学医疗、教学、科研和人才培养的主要基地,您能谈谈当时的情况吗?

王竞:浙一眼科因其高质量的医疗水平和认真负责的服务态度,又拥有一批高水平的眼科专家,深受广大病员和人民群众的好评,不仅早在 1952 年就创办了眼科学系,培养了 30 多位眼科学的高级人才,而且在其后的数十年间,先后派出多位医疗骨干,帮助其他兄弟医院创建和发展眼科,如温州医学院、浙江大学医学院附属第二医院和浙江省人民医院等。

我们眼科一向重视医疗质量,首先表现在对年轻医生的培养和教育上。新上岗的医生都指定由高年资住院医师或主治医师负责指导,每周都安排业务学习和疑难病例讨论,吕继光医师当时是主治医师、讲师,他经常利用晚上自己休息的时间,主动给我们讲解临床上的一些难题,传授手术方面的经验,这对我们业务水平的提高有很大的帮助。眼科手术比较精细,当年还没有配备手术显微镜,操作必须非常认真仔细。早年姜辛曼主任做眼内大手术时,会让一位护士站在一旁,按术前写好的手术流程念一项,他操作一步。老一辈的医生经常用这个事例来教导我们要认真对待每一台手术。

作为浙江省眼科的主要基地,自 1952 年浙江省眼科学会成立到 2004 年的 50 余年中,浙江省眼科学会历届主任委员均由浙医一院眼科的教授担任。浙医一院眼科为引领我省防盲治盲工作和推动全省各地眼科事业的发展作出了应有的贡献。我本人有幸于 1992—2004 年当选并担任了三届的浙江省眼科学会主任委员和中华医学会眼科分会常务委员。

采访组:您在浙医一院的工作经历对您的成长有哪些影响?

王竞:20 世纪 50 年代,老浙医一院的优良传统培养了我,我也愿意努力将我所受到的教育体现到我所承担的工作中。在担任党委书记和院长期间,我既是医院发展的推动者,也是学习者和受教育者。尽管我觉得我做得还不够,但我努力了。

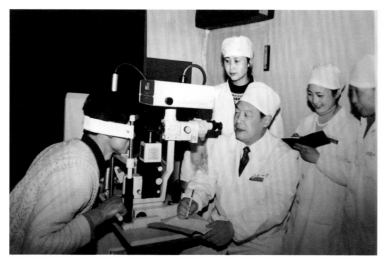

指导工作

1991年,我又担任了医院党委书记和院长的职务。在任期间,我时时提醒自己,必须将老浙大医院"严谨求实"的优良传统传承下去。时值改革开放初期,为团结全院医护人员,集中精力让医院能跟上形势发展,我们制定了一系列改革措施,对医疗业务的发展做了详细规划:开展"廉洁行医"的教育活动;在广泛征求意见的基础上,修改完善了"奖金分配方案",通过一系列措施调动全体员工的积极性,集中精力提高医疗技术水平、改善医疗服务态度;从医院领导的角度大力支持开展肝脏移植和骨髓移植的新项目;加强对原有优势项目(如肾脏移植等)的支持力度;承担起浙江省血液中心和浙江省器官移植中心的领导任务。

采访组:那您担任浙医一院眼科负责人期间做了哪些工作?

王竞:我于1974年开始担任浙医一院眼科副主任,1980年调往浙医二院眼科任副主任和主任,1991年调回浙医一院担任党委书记、副院长和院长,兼任眼科主任。鉴于当时眼科就医环境拥挤和医疗设施陈旧,远远不能满足患者对高质量医疗服务的要求。在改革开放的指引下,经卫生部批准,我们于1996年引进外资,创建了中外合作的浙益眼科中心,患者的就医环境明显改善,医技设备全面更新,医疗水平和质量有了进一步的提高,深得广大患者和社会的好评,《健康报》《人民日报(海外版)》还专题向国内外作了报道。

采访组:您在领导临床一系工作时有哪些经验可以分享下?

王竞:我于 1987 年开始担任浙江医科大学医学系常务副主任。1991 年,兼任第一临床医学院院长后,我开始关注临床医学教育的问题。我当时重点抓两个方面,一是临床科室的教研室,二是学生和老师。

临床教学工作主要由各级临床医师担任,包括课堂教学、临床带教、指导实习。但临床医师医疗工作比较繁忙,还有科研、论文等的压力,因此,部分老师对教学工作有所忽视。对此,除对教师要加强有关教学工作重要性的教育外,还要在工作量和教学时间上作合理安排,组织教学观摩和评比,将教学工作与医师职称和晋升挂钩等。

而学生方面的工作主要是学习态度、学习纪律、思想生活等,这些问题的解决主要依靠老师对同学深入细致的关心、帮助和教育。

采访组:当时的临床一系毕业生会在杭州或外地实习,您怎么看当时的实习地点安排?

王竞:毕业班的实习地点安排,我认为有杭州和外地是好的。因为各个学校或医院都有自己的特长和优点,外派实习可以取长补短,派到外地的学生缺少了对本校的依赖,学生干部要独立与实习医院接触联系,处理发生的各种问题,可以得到很好的锻炼。当年,我们去上海第四人民医院实习就与实习医院建立了良好的关系,学到了很多新的知识。当然,在选择实习医院时,要作全面考察,能保证达到实习的要求。另外,还可以选派一部分比较优秀的学生到北京协和医院、广东中山医院、四川华西医院等重点大学的医院实习,几个医院之间可以互派实习生交流。

采访组:在参与国际学术交流方面,您有哪些经验?

王竞:当今世界科学发展迅猛,加强国内外的学术交流尤为重要。改革开放以来,我有幸多次出国参观访问,参加国际学术交流活动,受益颇多。国际学术交流除在医疗业务方面有新观念、新技术的收获外,更重要的是可以开阔眼界,拓宽思路,同时也广交朋友,建立国际学术交流的渠道。

1985 年,我们接待了日本著名的眼科专家井上洋一教授。之后,我两次受邀赴日本参观东京、京都等大学的眼科,参加了日本眼科学术大会。井上教授也多次带领年轻医生前来学术交流,让日本的年轻医生对中国有所了解,增进中日友谊。他还资助我们的年轻医生到他们医院进修,我向学校提出建议,聘请他为浙江医科大学的客座教授。

采访组:值此浙大医学院 110 周年华诞和浙大一院建院 75 周年之际,您对医学院和浙大一院有哪些期望?

王竞:值此浙大医学院 110 周年华诞和浙大一院建院 75 周年,回顾我们以往筚路蓝缕的发展历程和取得的喜人成就,我为能成为浙大医学院和浙大一院的一员深感自豪!衷心祝愿 110 岁高龄的浙大医学院永葆青春,再创佳绩!衷心祝福浙大一院更上层楼,多出成果!

欣闻我们浙大一院承担了创建"国家医学中心"这一国之重器的光荣任务,这是难得的历史机遇,也是艰巨的考验,任重而道远!相信在人民政府和校、院党委的领导下,全院同志发扬"严谨求实"的优良传统,定能出色地完成这一光荣的任务,绝不辜负党和人民对我们的信任和期望!

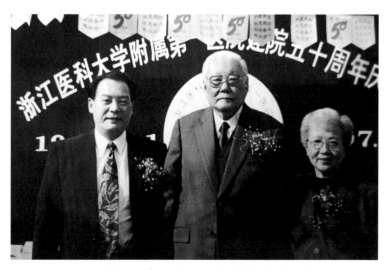

1997 年,王竞院长与郁知非教授的合影

采访组:苟炳真、叶晟杰、郑鑫红

一生做了三件创立性工作 吴求亮

吴求亮,1937 年 2 月出生于福建省福清市,口腔科专家;教授,主任医师,博士生导师;浙江大学医学院附属第一医院终身教授。1960 年毕业于浙江医科大学。先后赴美国、日本等地进行高级学术访问和学术交流。现任浙江大学医学院附属第一医院口腔医疗中心顾问、浙江省口腔医学会顾问。曾任中华口腔医学会理事、中国抗癌协会头颈肿瘤专

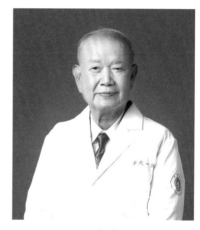

吴求亮

业委员会理事、浙江省抗癌协会头颈肿瘤外科专业委员会主任委员、浙江医科大学口腔系主任、浙江大学医学院附属第一医院口腔科主任。曾任《口腔颌面外科杂志》《中国修复重建外科杂志》等 12 本专业杂志的编委或特邀编委。主编专著《现代颅颌面整复外科》。荣获华东地区医学教育一等奖,荣获上海第二医科大学口腔医学"震旦奖",多次荣获浙江省科学技术进步奖二、三等奖。享受国务院政府特殊津贴。

采访组：您在求学和工作的时期，印象最深刻的经历是什么？

吴求亮： 我在大学期间就读的专业是临床医学，但是毕业留院工作后，我被安排在口腔科主持工作。为了能够胜任领导安排给我的任务，我前往上海市第九人民医院口腔科跟随邱蔚六院士进修了整整半年。我原以为口腔科疾病的诊治并不复杂，但是在上海市第九人民医院，颅颌面各种大范围恶性肿瘤的根治手术以及颌面缺损的整复手术深深地震撼了我，没想到口腔科的手术也会如此复杂。另外，邱蔚六院士的精湛手术技巧更是给我留下了深刻的印象。邱蔚六院士除医术精湛外，他在为人处世、做学问方面更是给我树立了很好的榜样。

采访组：您是哪一年进医院的，您当时对医院的印象怎样？

吴求亮： 我 1960 年毕业后在浙医二院工作。1982 年，邓云书记调动至浙医一院工作，他点名要我随他一同来浙医一院负责口腔科的筹建。我对医院的印象是，浙医一院是历史悠久的医院，科室齐全，有很多德技双馨的老教授，而且大家都很团结，干劲十足。

医院不但是我工作的地方，更是我的家。每次来上班，我都是非常愉快的。在这里有我很多的老师、朋友和学生，见到他们让我感觉很亲切。有困难时，我会求助他们；他们有事，我也会尽力提供帮助。

采访组：在学科、学会创建过程中，您是如何开展工作的？您做了哪些创新的工作？

吴求亮： 我这一生做了三件创立性的工作，一是创立了浙医一院口腔科，二是创立了浙江医科大学口腔医学系，三是创立了浙江省口腔医院。

1982 年，我随邓书记来到浙医一院，当时浙医一院并没有口腔科，因而筹建口腔科的任务就落到了我的身上。那时，浙医一院占地面积不大，所有的空间都已经满了，没有多余的房间来安排一个新的科室，只能把楼顶空置的阁楼仓库给我们使用。我带着两个刚毕业的学生，一点一点开始布置我们未来的工作空间。我参与了科室建设的每一个细节，从买牙椅开始，买几张牙椅，如何安放，耗材和配件需要多少等。在第一台牙椅搬运到科室时，我亲手拧下了第一颗螺丝钉。从那之后，科室逐步发展壮大，并有了更细的分科，包括口腔内科、口腔外科乃至以后的修复正畸科等。

关于浙江医科大学口腔医学系的创立，我印象最深的是，当年拟建系时遇到了不小的阻力。当时有位校领导不支持口腔建系，他认为浙江是一个以第一产业为主的省份，农民占人口比例高，并且农民分散分布在各个村落，要满足人们的就医需求，应该要培养能处理各种眼耳口腔疾患的大五官医师，而不适合建立业务面相对较窄的口腔医学系。口腔医学系建系的工作因此耽搁了下来。为了能够争取支持，我找了一个机会邀请这位领导一起到华西医科大学拜访了华西口腔的元老王瀚章和王大章教授。我们和两位老前辈聊了很久，气氛十分融洽。其间，我特地向两位老教授请教华西为何要建立口腔医学系。两位老教授便娓娓讲起了口腔学科发展的历史和未来趋势，以及口腔科建系的必然性，两位老教授对医学教学以及学科发展的理解非常深刻。此次谈话的效果非常好，校领导没有再反对口腔科建系工作。回到杭州后，建系的后续工作非常顺利，在浙江医科大学党委书记和浙江省卫生厅厅长的支持下，浙江医科大学口腔医学系很快就建立了。

另外，浙江省口腔医院也是我主持建立的，为此我还专门跑了趟北京，面见了卫生部财务司司长。在司长的授意下，浙江省卫生厅张承烈厅长全力支持我的工作，拨款100万元人民币用于医院的建设。那时的100万元，那可是相当大的金额。钱到位后，接着就是地皮的问题。在浙江医科大学党委书记和副校长的支持下，我们最后把学校的一个游泳池给填了，建成了浙江省口腔医院（浙江医科大学附属口腔医院）。

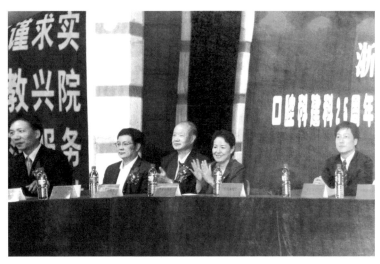

口腔科建科 25 周年大会

采访组：从医数十年中，您印象最深刻的事情（病例）是什么？您可否谈谈您理解的医患关系？

吴求亮：当时有一位患者，舌头有巨大血管瘤，是从基层医院转过来的。这位患者来自农村，起初因为怕看病花钱而不敢到医院就诊，后来因为舌头病灶实在太大，几乎无法进食了，才不得不到医院就诊。在见到这位患者时，我也吃了一惊，患者的舌头已经全部被血管瘤挤占，像一个大茄子挂在口外，舌头上面全是牙印。患者平时吃饭时，需要把食物搅拌成浆，用吸管才能吸食。她的这个手术难度很大，如何在切除全部血管瘤的同时能够尽可能地保留舌头的功能，对我来说十分具有挑战性。为此，我查询了很多资料。最终，我计划利用患者舌根仅存的一点正常软组织进行舌再造。手术当天上台前，我内心还有些忐忑，不过手术过程非常顺利，完全按照我的想法进行了下来，没有一点意外。最后，手术效果非常理想，患者不但能够进食，而且说话、吞咽等功能都很好地保留了。这个病例的治疗受到了院领导的重视，并在官媒报纸上进行了报道。

对于医患关系，我觉得我们医生需要理解患者的痛苦和困难，尽自己所能去帮助他们。

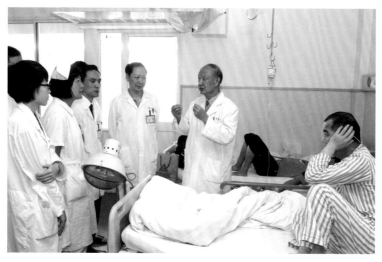

查房

采访组：**在专业上，哪位前辈或同仁对您影响最大？**

吴求亮：专业上对我影响最大的有王季午校长、邓云书记等，他们的学问、为人都是我很好的榜样。另外，上海第九人民医院邱蔚六院士、北京大学口腔医院张震康教授都是指导我专业进步的前辈和老师。

采访组：**如何看待临床与科研之间的关系？请谈谈您个人学术研究及成果。**

吴求亮：临床是帮患者解决困难的，但对很多疾病，我们目前还没有很好的手段。我们必须通过科研寻找新的方法、新的材料、新的药物来解决。在省级医院，医生必须承担起科研的责任，以促进医学发展。我在学术上曾荣获华东地区医学教育一等奖，荣获上海第二医科大学口腔医学"震旦奖"，多次荣获浙江省科学技术进步奖二、三等奖。

采访组：**对医学后辈、年轻学子，您有哪些寄语和期待？**

吴求亮：我希望年轻人能做正派的人，多做对社会有益的事。

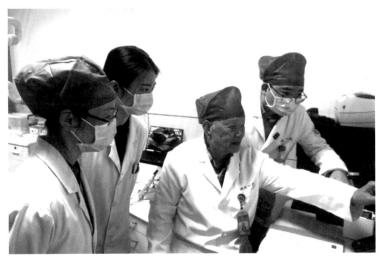

工作照

采访组:吕炯、王晶晶

毕生奉献，乐在其中 | 王开明

　　王开明，1937年3月出生于北京市，消化内科专家；主任医师，硕士生导师。1960年毕业于浙江医科大学，一直从事内科及消化系统的临床、科研和教学工作。曾任浙江大学医学院附属第一医院消化内科主任、内科教研室主任、中华医学会浙江省医学会消化病学分会副主任委员。曾负责多项课题，其中"表皮生长因子及其受体在慢性萎缩性胃炎中的表达和致癌变意义探讨"获得浙江省科学技术进步奖三等奖。发表论文多篇。

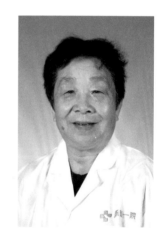

王开明

采访组:您为什么学医?请谈谈您在医学院读书时的背景和求学经历。

王开明:我的父亲是一名医生,受他的影响,我立志长大后也要当医生,救死扶伤。

我1955年高中毕业,当时高考志愿填的全都是医学院。最后,我被浙江医学院的医疗系录取,也算是达成心愿了。1960年大学毕业,浙江医学院改称为浙江医科大学,我有幸在浙江医科大学附属第一医院(简称浙医一院)内科工作。那时,浙医一院师资力量雄厚,有从北京协和医学院、上海第一医科大学、上海第二医科大学及浙江医科大学毕业的教授。我们这批低年资住院医师在这些有扎实基础知识和丰富临床经验的老师的指导下,刻苦学习,干劲十足,进步很快。

那时,我们还没有分专业,大内科范畴内的各种内科疾病都会接触到。令我印象最深的是夏惕勤老师,他当时任住院总医师,我们住院医师是24小时住院制的。轮到值班时,一个晚上要收两三个病人,值班医师要在24小时内完成病史和体检的书写,及血、尿、粪三大常规检查,开出较完整的医嘱和需检查的各项化验单。这对于初为住院医师的年轻人来说有点困难,夏惕勤老师就在旁边指导,每天都陪到深夜。他兢兢业业的工作态度深深地影响着我们。郁知非老师是北京协和医学院毕业的,他查房非常严格,除详细的病史、体检结果外,要求我们连患者的住院号都要背出来。有严师的督导,我们受益匪浅。

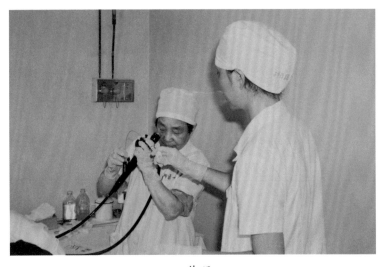

工作照

20 世纪 60 年代，医生要明确诊断，需要靠望、触、叩、听，这是基本功。对于二尖瓣狭窄、红斑狼疮、皮肌炎、肢端肥大症等，望诊很有用。对胸腔积液、腹水等，则需要触诊、叩诊。心脏瓣膜病靠听诊。名教授们的这些基本功都非常扎实。

采访组：您印象深刻的老师有哪些？

王开明：当年三病房是大内科，郁知非教授担任主任。在他的带领下，浙医一院的血液科在全省排第一位，在全国也有名。要确诊血液病，必须学会看骨髓片。在曹德聪老师的带教下，我们都掌握了读骨髓片的技能。大内科病房中，患者人数排第二多的是各种心脏病。心脏病患者由黄元伟、金干、陈瑞琛三位老师主管。金干老师教导我们在器质性心脏病的确诊和治疗上，除多实践外，还要精读国内外著名期刊文献。金干老师精读陶寿琪主编的《实用心脏病学》，其熟练程度简直到了都能背出来，令我们年轻医生们佩服不已。在大内科工作时，我有幸在心电图室轮转了 3 个月，熟悉了许多异常心电图的诊断。我对心血管疾病的诊治也比较感兴趣，之后承担了医学生的心电图带教，有时心血管专科门诊缺人手，我也会积极帮忙。

采访组：请您谈谈您在消化内科工作的经历吧。

王开明：我是从 1976 年开始主攻消化道疾病专科的。在黄怀德和彭清璧老师的指导下，我从那时开始学习操作胃肠镜检查。1978 年，我院消化内科第一次举办了内镜学习班，我也能当带教老师了。此后，我们多次开办学习班，我还跟着黄怀德老师到衢化、岱山等地开展内镜普查工作，收获良多。

随着医院的不断发展，大内科更加地细化和专科化是大势所趋。1992 年，我院消化内科正式独立建科，病房设置在 5 号楼 8 楼，有 45 张床位，其中有 6 张床位划分给神经内科，当时有消化内科医师约 20 名、胃镜室护士 3 名。那时，内镜治疗做得比较少，只有厉有名教授能操作逆行胰胆管造影（ERCP），并且做得相当成功，是我们科室的骄傲。当时，严格执行主任查房制度，每周查房 2 次，医疗查房 1 次，行政查房（查科室病历质量）1 次。为方便患者，我们在病房里设有胃镜室，内镜室护士由病房护士兼任。我很荣幸地担任了消化内科的首任主任,同时兼任内科教研室主任,非常感谢院领导对我几十年医务工作的信任、支持和认可。

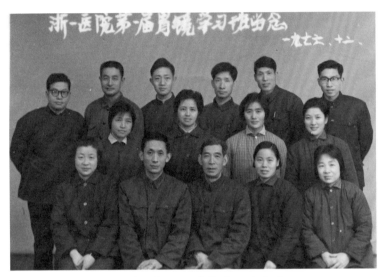

1976 年,第一届胃镜学习班留念

采访组:请谈谈您退休后的工作生活情况。

王开明:结束主任工作后,我仍然坚持在工作岗位上,一如既往地进行门诊和内镜检查。65 岁(2002 年)办理退休手续后,我觉得自己身体健康、精力充沛,非常愿意继续为浙大一院发挥余热,为患者服务。我始终觉得工作着是美丽的,坚持工作是一种非常好的抗衰老方式。就这样,我每周 2 次的专家门诊一直持续到 2020 年 6 月底。至此,当时已 83 周岁的我彻底告别了工作舞台,正式开启退休生活。我现在还很健康,能继续做自己喜欢的事,好好享受天伦之乐,感觉心情舒畅、心满意足。

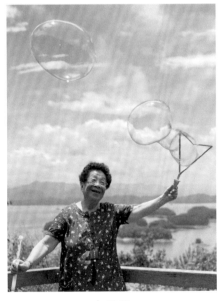

生活照

采访组：请您谈谈对学科发展的期待和展望

王开明：令我非常自豪的是，我们消化内科在新主任们的带领下蒸蒸日上，已经跻身全国同行的前列，2020 年度中国医院科技量值全国排第一。真是可喜可贺！衷心祝福我们浙大一院消化内科再接再厉，越来越好，再创辉煌。

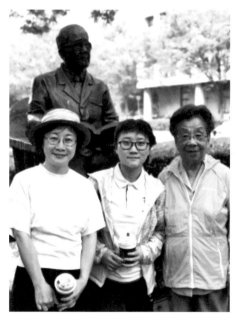

王开明祖孙三代医者在父亲王季午像前合影

采访组：陈春晓、马涵

医疗服务,尽心尽责

刘克洲

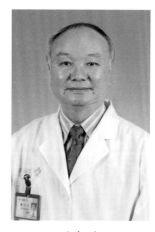

刘克洲

刘克洲,1937 年 8 月出生,籍贯福建省龙岩市;感染性疾病专家,教授,主任医师,博士生导师;浙江大学医学院附属第一医院终身教授。1960 年毕业于浙江医科大学。曾任浙江医科大学传染病研究所所长、卫生部病毒性传染病重点实验室主任、卫生部全国卫生标准技术委员会传染病分委会委员、中华医学会肝病学分会常务委员、中国中西医结合学会肝病专业委员会副主任委员、中国肝炎基金会专家委员会委员、浙江大学医学院附属第一医院医学伦理委员会主任等。曾主持多项国家和省级科研项目,在病毒性肝炎等疾病研究上取得显著成绩,发表论文 240 余篇,主编《人类病毒性疾病》《实用肝脏病手册》,副主编、编委或编者参编专著 27 部。获全国科学大会奖 1 项、浙江省科学技术进步奖二等奖 5 项。获 2015 年中国医师协会感染科医师分会终身成就奖、2018 年中华医学会热带病与寄生虫学分会杰出贡献奖等荣誉 12 项。享受国务院政府特殊津贴。

采访组:谈谈您的从医经历,对您从医影响最深的是哪位老师?

刘克洲:我来自农村,见到村民缺医少药,想要治病救人,做更多有意义的事情。我是1955年考进浙江医学院的。对我从医生涯影响最深的是王季午教授。1962年,我经学校安排担任王季午教授的学术秘书(又称学术助手)。在这期间,我常跟随王季午教授外出会诊、查房和参加学术会议,协助王教授主编医学院校教材、专著和处理日常往来的业务信件以及中华医学会浙江分会的相关工作(王教授当时担任浙江省医学会会长),自身得到了全面的锻炼和提高。

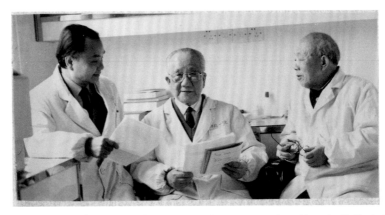

1992年,与王季午教授(中)和何南祥教授(右)讨论科研和教学问题

采访组:请谈谈您刚工作时医院对住院医师培训的制度。

刘克洲:浙江大学医学院附属医院自1947年建院以来,在王季午、郁知非教授(先后任院长)的领导和指导下,一直参照北京协和医院的模式保持严格的24小时住院医师负责制。医院规定,住院医师必须住在医院里,24小时不离开医院,在上级医师指导下对所管理的患者实行全程高度负责,参与患者从入院到出院的全部医疗过程,系统观察患者的病情变化,掌握患者完整病情资料,在临床工作中不断提高临床技能的同时培养自己对患者高度负责的医疗作风。

医院要求年轻医师从入院开始就进行三基(基本理论、基本知识、基本技能)、三严(严肃的态度、严格的要求、严密的方法)的培训和锻炼。张鸿典院长和马亦林主任要求传染病科每位住院医师在临床实践和教学工作中严谨认真，理论紧密联系实践。这两位老师常以王季午教授在北京协和医院任住院医师的经验教育我们：住院医师要有扎实的基础，才能在临床实践工作中达到融会贯通、触类旁通、举一反三的境界；住院医师必须打好临床基本功，锻炼观察能力，掌握临床思维方法，养成全面观点。

住院医师的工作和学习日程总是安排得满满的，学习和工作很紧张。工作虽然很辛苦，但受益还是很大的。前3年工作让我掌握了内科常见病、多发病的诊治技术，尤其是传染病的诊疗常规，也学习了疑难重症疾病的诊治和抢救措施，为日后的医疗工作打下了较扎实的基础。

采访组：请谈谈您到农村参加巡回医疗队的经历。

刘克洲：在20世纪60年代和70年代，响应国家号召，常常下基层，到农村参加巡回医疗队，为基层和农村防病治病，并指导基层医疗卫生人员提高业务水平。如：1966年夏季，在绍兴漓渚镇参加钩端螺旋体病预防工作；1967年冬，在余姚低塘和四明山巡回医疗；1970年，在平湖胜利公社进行血吸虫病治疗；1971年，在绍兴阮社开展钩端螺旋体病防治科学研究和医疗工作；1975年上半年，在东阳、义乌带着工农兵学员开门办学，医教结合，边上课边临床带教实习，并积极参与县医院的诊疗工作，还到过东阳边远山区、磐安大盘山医疗会诊；1978年，在舟山嵊泗列岛参加渔汛医疗队。在几十年医疗工作中，曾到过浙江省许多县市参与医疗会诊、讲课等活动。值得一提的是，2005—2009年，我为舟山市人民医院特聘教授，那时候还没有建造舟山跨海大桥，每月最后一周周末乘坐4小时长途汽车，才能抵达舟山，在舟山市人民医院感染科教学查房、讲学和专家门诊。该院位于海岛，当时交通不便，信息较为滞后，我为该院感染科及时传送了抗感染药物、抗病毒药物和新医疗技术等最新感染性疾病诊治的进展和资讯，使该院感染性疾病诊治水平能与内陆三级甲等医院接轨。后来，上海交通大学医学院附属瑞金医院主任对舟山市人民医院的医生说："你们掌握的医疗信息很新哦！"舟山市人民医院为我安排了每月一次名医门诊，定海、普陀、岱山等地求医者甚多，对缓解当地一些疑难杂症患者跨海到上海或杭州就诊起到一定的作用。过去，该院感染科少有开展临床科学研究,我向他们讲述了临床科室开展科学研究的重要性,如何选题和申报科研课题,立项后如何进行科学研究,如何写好论文等。该院感染科医务人员从中得到启发,后来不仅立项了多项舟山市科研项目,而且还申请到厅局级和省级科技局的科研项目,做出了较好的科研成果,获得了市级、省厅级和省政府科学技术进步奖,该院感染科也被定为该院重点建设学科。

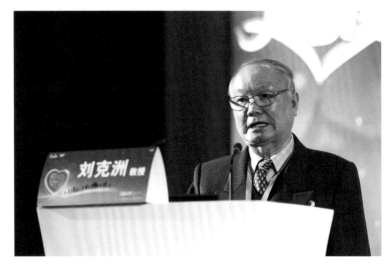

2015 年在肝病学术上会议作学术报告

采访组:谈谈您印象深刻的经治病例。

刘克洲:1981 年以前,我一直在医疗一线工作。1981 年,转入传染病研究所后,仍然坚持每周 2 次专科门诊,不定期参加院内外会诊工作,在医疗工作中尽心尽责,全心全意为患者服务,多次受到患者表扬和赞誉。

20 世纪 90 年代初,在我门诊时,一位母亲带着自己未成年的儿子来找我,诉说儿子患乙肝,在高中读书,要考大学,要找工作,要结婚生子,要求我治好他的疾病。母亲焦急的心情我十分理解,那时还没有长效干扰素,我采用普通干扰素治疗。结果,孩子一年后实现了 HBeAg 和 HBsAg 血清学转换,并考上了南京一所重点大学。全家十分高兴,特意送了铜匾以表谢意,还要我和他们合照留念。

　　还有一位年轻女性患者，在得知自己患慢性乙型肝炎后，心急如焚，诉说正在准备结婚，但未来的婆婆反对，若乙肝不能医好，就反对这门亲事。她抱着一线希望，求助于我，我对她进行了心理疏导，并用长效干扰素（派罗欣）治疗。这个药费用高，她没有医保，硬是做着小生意，挣钱买药治疗。坚持治疗 1 年后，实现乙肝 e 抗原和乙肝表面抗原血清学转换，临床治愈了，全家人都非常高兴。后来她和心爱的人结婚了，有了孩子过着幸福生活。她在互联网上叙述自己的治疗经过，并给我送来锦旗表示感谢。干扰素治疗慢性乙型肝炎疗程相对固定，获得 e 抗原血清学转换率较核苷（酸）类药物高，有的患者还可实现 HBsAg 血清学转换，但副作用较多。对干扰素治疗的患者，我都一一做好治疗记录，定期对患者做阶段性治疗小结，及时跟踪治疗结果，有的患者没有按时来医院随诊，我便电话及时随访。每当治好一位患者，我心里就充满喜悦，因为这不仅解决了患者的精神负担问题，恢复其健康，也是对我学习医学知识并将其应用于临床实践的一次考核。我经常收到患者的来信，咨询传染病特别是慢性乙型肝炎的问题，我都有信必回，解答他们提出的问题。针对患者的问题，我用通俗易懂的语言写了 30 余篇科普文章发表在报纸杂志上，讲述对某一疾病的现象和防治要点。

采访组：从医数十年，请谈谈您个人学术研究及成果。

刘克洲：我喜欢做一名临床医生，更有兴趣做与临床相关的研究。在临床一线工作时，我主持的第一个临床科研项目是"抗血吸虫病新药锑-273 中速片治疗慢性血吸虫病"。从 1970 年开始，课题组在浙江省杭州市和平湖县（现嘉兴市平湖市）设立临床科研点，对口服锑剂锑-273 中速片在人体内的药物代谢、治疗效果及其毒副作用等进行了较全面、深入的研究。研究资料对当时推广应用锑-273 中速片治疗慢性血吸虫病具有重要的临床参考价值，起到促进和推广作用。这个成果还获得了1978 年全国科学大会奖。1981 年后，在传染病研究所，我曾主持和参加国家和浙江省多项重大科研项目，我们的研究重点是病毒性肝炎基础与临床防治，经常得到王季午教授和传染病研究所首任所长何南祥教授的指导。20 世纪 80 年代，我参加传染病研究所对乙型肝炎防治和发病机制研究,以及从输注Ⅷ因子血液制品血友病患者中分离 HIV、静脉药瘾者 HIV 基因型和抗原分析等的研究都取得了较好的成果,曾获浙江省科学技术进步奖二等奖。1989 年 9 月,在日本东京召开的非甲非乙型肝炎国际会议上,正式确立了丙型病毒性肝炎,但许多问题需要进一步探索,比如 HCV 是否像 HBV 一样可通过母婴传播,如何制备疫苗预防 HCV 感染等,我们对此深感兴趣,多次得到国家和省级自然科学基金资助。

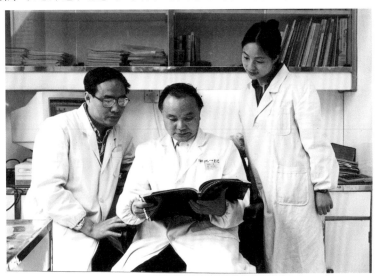

与科室同事讨论研究项目

　　我多次随同博士研究生到基层医院妇产科从 HCV RNA 和抗-HCV 双阳性产妇及其分娩新生儿或引产胎儿采集脐血和肝脏标本作核酸提取和检测。科研团队在国内首次论证了 HCV 可通过母婴传播途径传播,并导致新生儿亚临床感染,HCV 感染可发生于产前妊娠期。这项成果获得了浙江省科学技术进步奖二等奖。研制一种高效、安全、价廉的 HCV 疫苗,用于预防和阻断 HCV 感染是非常有必要的策略。但由于 HCV 变异快,极易冲破中和抗体的屏障,所以疫苗研制有很大的困难,用常规方法来研制 HCV 疫苗显然难以成功。我指导多名研究生探索了 HCV 结构区和非结构区基因表达产生的抗原性,确定了将 HCV 结构区基因(C、E1、E2)作为我们科研团队研究的目标基因,构建用于表达 HCV C 区和 C 区加 E 区抗原的 HCV-cDNA 质粒,免疫 BALB/C 小鼠,经抗原递呈细胞产生针对 HCV 抗原的特异性细胞和体液免疫反应,证实 HCV DNA 疫苗可以诱导小鼠体内免疫效应,并进一步观察小鼠体内诱生的抗体水平动态变化,为下一步作 HCV 感染敏感的灵长类动物实验提供了理论和实验依据。针对 HCV DNA 疫苗研究结果,我们发表了一系列论文,研究成果获得浙江省科学技术进步奖二等奖。

采访组:从医数十年,请谈谈您对医生这个职业的感悟吧。

刘克洲:我热爱医疗工作,在几十年的医疗工作中,我深深体会到学习和从事医学专业工作是许多学科专业中最为艰辛的专业之一,不仅要求你一生中付出更多的时间和精力,而且常常需要在节假日工作和放弃补休时间。医生是很神圣的职业,在工作中要求精益求精、严谨细微,绝不能出一点差错。医疗工作事关人的健康和生命,要求医生有救死扶伤、毕生奉献的精神。我选择了医学事业,也付出了很多,但我乐在其中,无怨无悔。

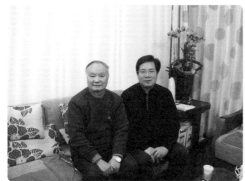
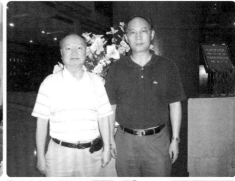
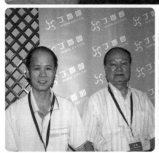
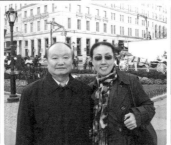
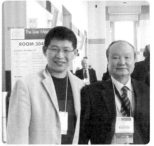

参与指导的研究生分布国内外

采访组:潘磊、朱丹华、傅许彦

坚守初心的济世良医

林茂芳

林茂芳,1938 年 7 月出生于福建省福州市,血液病专家;教授,主任医师,博士生导师;浙江大学医学院附属第一医院终身教授。1960 年毕业于浙江医科大学。曾任浙江大学医学院附属第一医院血液科主任、浙江大学血液学研究所所长、中华医学会血液学分会委员、中国抗癌协会血液肿瘤专业委员会常务副主任委员、浙江省医学会血液病分会主任委员、浙江省抗癌协会血液淋巴专业委员会主任

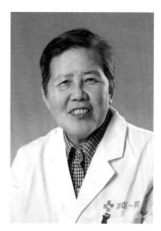

林茂芳

委员。参编《临床内科学》《实用血液病学》《华夏内科学》《现代临床血液病学》《血液病诊断疗效标准》等十余部著作。在国内外著名学术刊物以第一作者或通讯作者发表论文 440 余篇。曾获国家科学大会奖、国家科学技术进步奖、浙江省血液病学事业终身成就奖。享受国务院政府特殊津贴。

采访组:您出生于医学世家,家庭对您有何影响? 您的求学经历是怎样的?

林茂芳:我出生于福建省福州市的一个杏林世家。祖父是福州当地一所西式医院的第一位中国院长,母亲的朋友大多来自医学界,耳濡目染,我从小就对医生这个职业很熟悉。我小时候曾得过小儿肺炎,病情严重。当时,盘尼西林(青霉素)刚刚问世,极其珍贵,靠着注射盘尼西林,我的病情才得以治愈。因为这段经历,加之周围献身医学的长辈们治病救人的精神对我的影响,我认定医生是一个有意义、有价值、受人尊敬的职业。

1956年,我以年级第一的成绩高中毕业,并参加当年的高考,医学是我唯一的志愿。这让周围的同学十分惊讶。因为当时理工类是最热门的专业,吸引了很多成绩拔尖的学生。对于我的选择,甚至有同学当面问我:"林茂芳,你是不是走错考场了?"但是我打定了主意,立志要做一名救死扶伤的医生。最终,我顺利地被浙江医学院录取,开启了自己的医学之路。

当时的交通还不发达,我的求学之路十分不易。为了上学,我从福州乘船,经一夜到南平,再坐绿皮火车到达杭州。那时火车里的座位仅仅是一排排条凳,我就是这样一路抵达目的地的。浙江医学院当年的校舍陈旧,校区面积小,条件艰苦。一间寝室上下铺睡了十几个学生,所有学生的行李都统一存放在一间屋子里,由校工看管。学校食堂每人每个月的伙食费是15元,就餐时8个人一张桌子,饭菜是固定的。不过,我并未将这些放在心上,上学时心里的念头很单一,就是来读书的。我更关注课堂上老师传授的知识。我们的遗传学课程是由我国著名生物学教授蔡堡负责教授的。当时,生物学主流学说是达尔文的进化论,但蔡堡教授却在课堂上讲解了摩尔根学说,向大家介绍了现代遗传学,这件事给我留下了深刻印象。

采访组:您是怎样进入浙大一院血液病科工作的,在这期间对您影响最深的人有哪些?

林茂芳:1960年,浙江医学院与其他几所院校合并成立浙江医科大学。我因为成绩优异，于同年4月份提前毕业，被学校选中赴上海医学院参加为期1年的卫生部高级生物化学班学习。我进入李亮教授组织的生化教研组后，负责荧光素的提取研究工作。李亮教授对待教学和科研都十分严格。我进入教研组后，李教授没有立即让我开展研究，而是让我从清洗实验室玻璃瓶开始。李亮教授对我的要求是玻璃瓶清洗后，倒挂状态下，玻璃壁上没有水滴痕迹。当时清洗玻璃瓶的方法是用毛刷蘸取肥皂水刷洗，要达到李亮教授的要求不是一件易事。我刷了将近1个月的瓶子，才获得李亮教授的认可。我明白李教授的良苦用心——如果连一个玻璃瓶都洗不干净，那么后面的实验还能相信吗？正是这种严格要求，使我将"严谨求实"的科研精神牢记心中并一直延续到工作实践中。

我调到浙江医科大学附属第一医院后，从事内分泌相关的研究工作。当时，浙江省没有内分泌学科的研究机构，负责筹建的内科专家童钟杭教授招募钟光恕、余文谱和我三个年轻医生及一名技术员，从零开始建立实验室。实验室成立初期缺乏实验数据，我们就去养老院、幼儿园、寺庙等各种地点采集不同年龄人的小便标本，以建立数据库。在科研工作之余，我也会主动去门诊参与临床工作，并进入内科成为住院医师。

1970年初，我从内科轮转到白血病肿瘤组工作，经郁知非教授推荐，我留在组内工作。这是我从事血液病工作的开端。郁知非教授是我从事血液病专业的引领者、导师和直接领导者。郁知非教授治学严谨、诲人不倦，在临床上，严把医疗质量，亲阅每份入院病历，提出诊断和治疗的修正意见；在教学上，亲自指导学生临床实践，启发学生独立思考。在这种氛围的熏陶下，我形成了严于律己、不畏艰辛、寻求真理的工作作风，并且这种工作作风推动我在工作中不断精进。

在郁知非教授的指导和带领下，我参与与浙江省中医研究所合作的科研项目，研究中医药配合化疗辨证施治白血病患者。我收集资料，进行数据统计分析，并撰写研究成果初稿，由郁知非教授审定上报，研究成果"中西医结合辅以免疫治疗急性白血病"获1978年卫生部科学大会奖。

　　1984年,浙江医科大学附属第一医院成立血液科专科病房,我担任副主任。1992年,我升任血液科主任。1987年,中国科学院浙江分院血液病研究所建立,我任副所长;1992年,升任所长。面对繁重的临床工作和科研工作,我始终保持旺盛的好奇心和敏锐的观察力。作为一名医生,每个病例都是我的研究对象。在为患者诊治时,我会关注患者的情况是否有特殊之处,并着手研究。同时,我还保持着对病例特点进行总结分析的习惯,既保证了诊治的连贯性,又有助于推动临床发展。

　　把科研做在临床一线,我觉得我的工作就应该这样数十年如一日地付出。在没有计算机的年代,为了保证科研工作的严谨性,我拉着推车去病案室借病历。分析完一批就推回病案室,再借下一批。就这样一趟一趟地来回,我累计分析了900多份病历。不过,我不觉得辛苦,想想能够治好病,我就感觉很幸福。

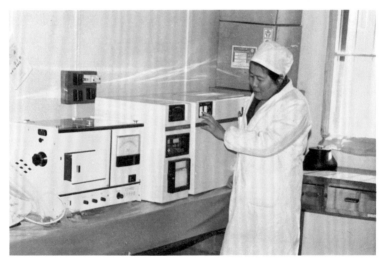

林茂芳教授做科研

　　在郁知非教授的指导下,我带领团队成员长期坚持努力,开创性探索并确立了高三尖杉酯碱治疗急性白血病的合理方案和剂量,提高了急性白血病的缓解率,该项研究共获得国家级和省部级科学技术进步奖5项。我还主持引进了浙江省第一台血细胞分离机。为使其尽快投入使用,我翻译了厚厚的一本英文操作规程,上机操作,并在摸索清楚后将使用方法教给科内的年轻医生。通过运用血细胞分离机,我与医院输血科严力行主任合作开展并推广成分输血。这是一项重大改革,达到了当时国际先进水平，我也很荣幸获评省级"输血先进工作者"。

我通过严谨的科研计划，证明中性粒细胞碱性磷酸酶（NAP）检测有助于对恶性组织细胞病的鉴别，这是一项前所未有的新发现。研究成果获得浙江省科学技术进步奖二等奖，并被《内科学》等5本书籍引用，相关论文发表于《中华医学杂志》英文版。同时，我积极参与医院筹建卫生部临床药物试验基地的工作。通过全国药物专家组公开面审后，我于1998年被任命为该机构在浙大一院的首任主任。

采访组：谈谈您在教学方面的经验。

林茂芳：在教育学生方面，我继承了前辈的优良传统，从严执教，用心育人。我告诫学生，医生治的不是单纯的病，而是"人"的病，要重视个体差异性。人是一个复杂的机体，同一种病在不同人身上会有不同的症状。如何在信息不完备、不精准的情况下科学地做出完美的诊断，不能单纯依靠仪器检查的结果，我要求学生要详细了解病史，仔细观察和检查患者的体征，综合分析患者的情况。同时，要把医德放在首位，医生是救人的，我们要做的是解决他们的痛苦，医生的幸福感也来源于解救患者。秉持着这一信念，我教导学生要从患者的角度出发，把患者的利益放在第一位。

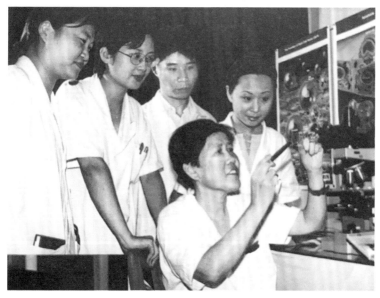

林茂芳教授指导学生

　　我热爱医学教育,把每个学生都当成自己的孩子,要求自己做到"爱之深,教之严,管之细",将最新的知识全部传授给学生;指导学生时,要将严格摆在首位;在修改学生论文时,无论是全日制学生还是在职学生,我都会与他们面对面地讨论每一个细节的修改及改动原因,以便学生加深理解,有时甚至会修改到半夜。在这样的学术训练下,我的很多学生已经是各个医院的骨干力量。

　　采访组:您对年轻医生有什么寄语吗?

　　林茂芳: "未来属于那些为正在受苦的人类贡献最多的人。"巴斯德的这句话是我想送给青年医生的寄语,也是我的人生写照。我的医者生涯继承了老一代专家的优良作风和丰富经验,贡献了自己的医者仁心和力量。我希望年轻一代的医学生和医学从业者要传承医学精华,更要勇于创新、接续奋斗、勇攀高峰,为治愈人类疾病不断努力。

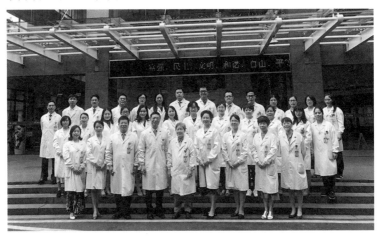

2017 年科室集体照

采访组:李奕、施继敏、宋玥

献身教育的国之大医

陈昭典，1938 年 9 月出生于台湾省台北市，泌尿外科专家；教授，主任医师，博士生导师；浙江大学医学院附属第一医院终身教授。1962 年毕业于浙江医科大学，1984 年 6 月至 1986 年 10 月任医院党委书记，1986 年 11 月至 1998 年 9 月先后任浙江医科大学党委副书记、副校长、校长，第八、九届浙江省政协委员会副主席，系中共十四大、中共十五大和中共十六大党代表，并担任中国共产党第十六次全

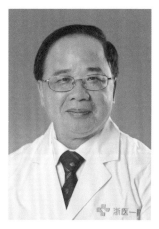

陈昭典

国代表大会台湾省籍党员代表团副团长。获中华医学会、中国预防医学会和中国医师协会"国之大医"称号，中国性学会、中华医学会男科学分会"终身成就奖"，浙江省医学会"杰出贡献奖"及浙江省抗癌协会"突出贡献奖"。1992 年起享受国务院政府特殊津贴。

采访组:您为什么学医? 请您谈谈您的求学经历。

陈昭典:我于1938年出生于台湾省台北市的一个医学世家,出生后不满两个月就随父母亲来到福建省厦门市。祖辈与父辈中有多人从医。父亲陈德堂医术精湛,医德高尚,十分受当地人的敬仰,家里不乏父亲收到的各种褒奖。在家庭氛围的熏陶下,我从小就立志做一名医生。高中毕业时,我们班级举办了一场"月明明、年轻轻、立志为国建功勋"的化装晚会,我穿上父亲的白大褂,扮成一个医生,希望自己有一天可以和父亲一样穿上自己的白大褂。

为了实现自己的梦想,我勤奋学习,并关注国内医科院校的情况。我了解到浙江医学院师资力量雄厚,便将其填入高考志愿表中。1957年,全国高考招生名额锐减一半,竞争十分激烈。我努力迎考,总算从众多竞争者中脱颖而出,成功考上心仪的学校。

采访组:当时进入浙江医学院的第一印象如何? 当时学校的学习、生活条件怎么样?

陈昭典:当时的浙江医学院坐落于西湖畔,办学条件艰苦,仅生理教学楼为三层楼房,其余均为一层或两层的平房。但我的心态依然很好!班上有同学在事隔30多年后还提起我当时讲过的一句"名言":"美丽的西湖可以弥补校舍的简陋!"因为我知道到医学院不是来享受的,是来求学求知求真的,为做一名好医生打下坚实的基础。由于高中毕业时荣获了三好学生,我在大学入学后便被推选为班长,后又改任团支部书记,还兼任过年级学生会主席、团总支副书记。在当时政治运动接连不断的年代,作为学生干部,夜自修几乎无法保证,常常泡在会议中。学校又规定晚上10点钟必须熄灯。面对这种情况,我只好睡到凌晨4点钟左右醒来,悄悄地把灯拉到自己睡的上铺床旁,罩上一条深色裤子,看1小时书,然后熄灯再睡到天亮,丝毫没有惊动寝室内其他同学。我戏谑地说自己是"堤内损失堤外补",为的是学习不掉队,把医学基础打好。

采访组：在您的心目中，郁知非教授是怎样一个人？他对您有什么样的影响？

陈昭典：我忘不了的是郁知非院长严谨治学的精神。我在1962年毕业后被分配到浙江医科大学附属第一医院（浙江大学医学院附属第一医院前身）。当时医院的院长就是全国著名的血液病专家郁知非教授。在我到内科轮转学习时，郁院长的教学查房给我留下了十分深刻的印象。他讲课总是条理清晰，内容丰富，由表及里，给人以启发和思考。每次教学查房前，住院总医师要把讨论患者的病史摘要先送给他，郁院长在上面用英文标识好询问的内容；如果是血液病患者，还必须附上血片及骨髓片。查房时，他要逐级提问，看看经管医师对患者情况的了解和掌握程度，若有任何一个环节没做好，他都会毫不留情面地当场批评。在教学查房结束前，郁院长还会对患者的诊断、鉴别诊断、治疗方案以及国内外最新进展予以总结与介绍。这样的言传身教，对我们所有后辈的临床工作产生了潜移默化的影响。

采访组：在专业上对您影响最大的人是谁？

陈昭典：进入医学院的第一个学期，我们生物学的授课老师是诺贝尔生理学或医学奖获得者摩尔根的学生、国家一级教授蔡堡老师。1958年，西湖湖水突然变红，引发国内外多方关注。蔡堡教授受命于危难。他经过深入调研，大胆提出湖水变红是由藻类暴发引起的，并创造性地提出采用螺蛳灭藻的解决方法，并在次年使西湖顺利地重回清澈状态。蔡堡教授也由此获得了广泛的赞誉。从蔡教授的治水经历中，我感悟到只有真才实学才能真正地解决实际问题。

我最不能忘怀的是我的恩师杨松森教授。为了泌尿外科的发展，他东奔西走地向有关部门申请设备。在他的努力下，科室的设备逐渐齐全，为科室发展奠定了坚实基础，也使我科成为全国最早开展血液透析的科室之一。杨教授还是国内第一个开展肾脏部分切除手术的专家；他亲手建立的泌尿外科标本室，获得国内同道们的交口称赞。北京医科大学的顾方六教授参观后给了八个字评价——"全国第一、亚洲无双"。

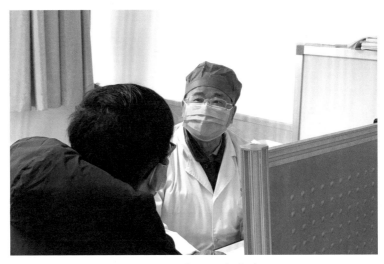

陈昭典教授悉心为患者诊治

1964 年，经过两年轮转学习后，我回到泌尿外科工作，时任泌尿外科主任的杨松森教授不仅手把手地教我做"膀胱再生的动物实验"，还教我紧跟学术新进展。他在从英国 *BJU* 杂志看到采用苯酚行前列腺局部注射引致无菌性坏死，可治疗前列腺增生的报道后，便要求我及时跟进。遵照杨教授的指示，我经过充分筹划后，挑选了 11 位准备手术的志愿者，并进行了深入研究，我发现药液根本无法注入坚实的前列腺内，无法造成无菌性坏死，因而症状无法改善。在向杨教授汇报后，他同意放弃该"创新"疗法。后来，该治疗方法再无下文，果然"无疾而终"。杨教授让我领悟到，不能盲目迷信权威杂志，对待学术"创新"还得通过自身的临床实践去验证。杨教授这种严谨的治学态度，让我受益匪浅。

采访组：作为校长和医生，您是如何兼顾高校管理和临床工作的？

陈昭典：我人生的大半辈子是在浙一度过的，是浙一给予的机会与平台成就了我。首先，必须感谢校、院领导和恩师杨松森教授等的提携和培养。1971 年，浙江医科大学首次打破"论资排辈"惯例，提拔了一批年轻人担任科室副主任，泌尿外科医师中最为年轻的我也名列其中。1984 年 6 月 4 日，中共浙江省委组织部任命黄怀德为院长、我为院党委书记。我做了 3 个月，很不习惯，写过辞职信，挨了金干书记批评，再也不敢有这样的想法,认真对待组织交给的任务。其次,多岗位轮换提高了我的见识与能力,我自己也认真地不断总结,努力提高临床诊治水平。在浙江省首例同种异体肾移植手术中,我是主要策划和参与者;在棉酚抗男性生育的机制研究方面,我曾获得国家计划生育委员会的表彰两次、获得卫生部的表彰一次。1986年10月,在浙江医科大学党员代表大会上,我被选为浙江医科大学校党委副书记。1991年10月,5年届满,让我转任浙江医科大学副校长。1996年10月,5年届满,让我接郑树校长的班,任浙江医科大学校长。

因为有校党委金干书记和郑树校长的支持,医院领导班子每周允许有两个半天回科室工作,因此我情绪也较为稳定。即使后来职务有变动,我也始终坚持不脱离临床,并曾经担任两届中国性学会常务理事、三届浙江省性学会会长、三届中华医学会男科学分会常务委员、三届浙江省医学会泌尿外科分会副主任委员、两届浙江省医学会男科学分会主任委员和三届浙江省抗癌协会泌尿肿瘤分会副主任委员。

在我度过60周岁生日后的半个月,恰好是新的浙江大学宣告成立之时,我也愉快地迎来了学校行政工作的到龄卸任。

采访组:请您谈谈您在担任浙江医科大学校长时期的经历,印象最深的是什么?

陈昭典:1996年10月,浙江省人民政府任命我为浙江医科大学校长。当时,全国高校都在"争创211",新班子朝气蓬勃,决心力争早日入选。

于是,面临的第一关就是必须是"文明校园"。"文明校园"评选前1个多月,省教育厅相关领导前来巡视,看完后摇摇头,认为学校环境与评选要求差距太大,很难获评通过。

为了给学生创造一个更美丽、更文明的校园,我和当时的校领导班子一起,积极动员,唤起全校师生"创建211"的热情。我们把图书馆落地大玻璃窗擦得雪亮;几十万册藏书,一本本擦过;人体解剖教研组几十年没有挪动过的、浸泡人体的福尔马林大缸,此次也搬动并清洗;连邵逸夫医院外籍院长也拿着钢丝球,蹲着擦门诊大厅地上的污迹;有一位老教授有椎间盘突出症病史,靠扎两根皮带坚持打扫。其他相关的校园文明建设也同步进行。人心齐,泰山移。在全校师生的团结努力下,学校顺利通过"文明校园"评审,先前摇头的那位领导也感到不可思议。

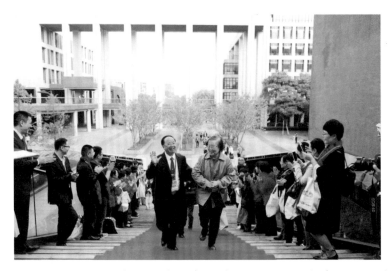

2017 年 10 月 21 日,原浙江医科大学 92 年级(97 届)校友毕业 20 周年庆
(浙江大学紫金港校区医学院二楼礼堂)

有一天清晨,我巡视实验室,见到一位出国留学回来的青年教师,上班时间未到,他已戴着手套在做实验,十分敬业。看到我后,他就抱怨说,他们搞基础研究的各方面待遇太差,远不如在附属医院工作的同学;还说此况不改变,无法待下去。果然,没过两个月,他就出国就业了。此事让我知道,若留不住人才,光是"争创 211"还只是空话。想到前任郑树校长要附属医院支持学校的建议,我就立即请计财处统计附属医院的医疗仪器设备因为教学名义而获得减免的税款;请人事处向省财政、人事、教育、卫生等有关厅局反映学校留不住人才的现况,争取理解与支持;对附属医院领导讲明临床与基础研究相互促进的关系,并在减税款范围内,争取到医院领导的支持。我还与院长们签订了校院协作协议。最后,采用政策许可的、附属医院与基础部内部经费调剂的方法,解决了基础研究待遇差、留不住人才的问题。同时,还增进了基础部与附属医院的团结和协作。

采访组：您当时做了哪些事情来促进两岸交流？

陈昭典：我作为台湾省籍同胞，理应为祖国统一多做贡献。1991年5月，中华全国台湾同胞联谊会委任我为"台湾省科学技术代表团"团长，率团参加中国科学技术协会第四次全国代表大会。会上聆听了江泽民总书记"坚持科学技术是第一生产力"的报告，参与讨论实现十年规划和"八五计划"。闭幕时，党和国家领导人与代表们合影，很荣幸在1693名代表和列席代表中，我被安排站在江泽民总书记身后。我还多次率台胞团赴美国等地访问，广泛接触台胞与海外侨胞。1995年初，全国"两会"期间，台湾民主自治同盟（简称台盟）中央主席蔡子民和副主席张克辉，与中共浙江省委书记李泽民和副书记刘枫在北京商议，认为浙江省是对台重点省份，决定在浙江省成立台盟省委会，并指名要我负责筹建。省委统战部耿典华部长传达了领导指示后，我便与浙江省台联驻会副会长紧张筹备10个月。同年11月，台盟浙江省委会宣告成立，我被选为第一、二届主委，及两届台盟中央常委；还被选为第八、九届浙江省政协副主席。从此，肩上的担子更重了，也促使我更加努力，在促进祖国统一等统战工作方面多做工作。

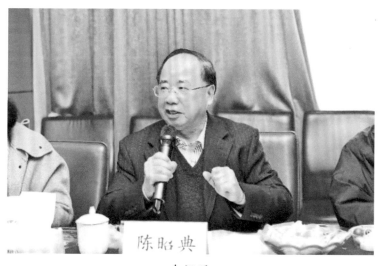

会议照

采访组:浙大一院迎来建院 75 周年庆,请您谈谈对浙一的期望。

陈昭典:我已经有 65 年的校龄、60 年的院龄,是浙一让我增加了智慧,是浙一让我发挥专长,是浙一让我健康成长! 我对浙一充满感激之情!

我在浙大一院度过了 60 年的时光,我想跟大家分享一段话:选对老师,智慧一生;选对行业,成就一生;选对环境,快乐一生;选对伴侣,幸福一生;选对朋友,甜蜜一生。我在浙一度过的人生历程,也充分印证了这段话。在浙大一院 75 周年华诞之际,祝我们"浙一人"更上一层楼,再铸辉煌!

采访组:江晨、宋玥、陈燕

一路漫漫，不负韶华

姚蕴伍

姚蕴伍，1938 年 10 月出生于浙江省绍兴市，护理学专家；主任护师。1955 年毕业于绍兴卫校。1991 年 10 月至 1996 年 5 月任浙江大学医学院附属第一医院护理部主任，浙江大学医学院护理系创始人之一，曾任浙江省护理中心常务副主任、第七届浙江省护理学会理事长、第八届浙江省护理学会副理事长，在浙江省推行系统化整体护理工作模式。

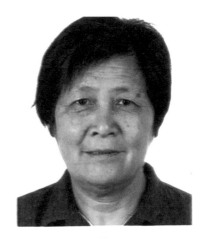

姚蕴伍

主编《护理学基础教程》《现代护理学新编》《社区护理学》《老年疾病护理学》《内外科护理学》《护理管理与临床护理技术规范》等专业书籍。

青葱岁月　初涉护理

采访组：您为什么学护理？请您谈谈当初选择护理的初衷。

姚蕴伍：1953 年，我初中即将毕业，在面临升学时，家庭突发经济变故，不得已我放弃了读高中的机会。幸好当时绍兴卫校的老师来学校招生，就这样，我考入了绍兴卫校的护理班。我在绍兴卫校学习了两年护理，1955 年 9 月毕业，被分配到浙大医院，也就是现在的浙大一院。那一年，我刚满 17 周岁。那时的我就如一张白纸，没有远大的理想，在懵懵懂懂中开启了我的浙一护理生涯。

采访组：您在工作初期曾轮转过哪些科室？

姚蕴伍：初到医院，我从事护理工作的第一站是肺科病房。在肺科病房工作后不久，我去大内科病房轮转了 1 年。1957 年 2 月院系调整后，我转去手术室，在手术室工作了近 10 年。

采访组：您工作当年对浙大医院及护理的初印象如何？

姚蕴伍：没来医院之前，我曾听说过浙大建院的故事，也曾有过无数次对医院的遐想，本以为医院很大，进了才发现就是一个弄堂医院。那时，医院没有高大宽敞的楼房，全院员工加起来不足百人。进医院后不久，我发现这是一个特别有生机的大家庭，同事之间关系融洽，我也渐渐地融入这个大家庭。

1955 年，肺科病房是我工作的第一个轮转科室。当时，病房很小，患者不多，病情不重，工作量不大，日常工作除打针、发药、测量生命体征外，就是照顾一下没有陪护的患者。那时，我对护理的认识很浅薄，想法很单纯，只要把个人职责范围内的工作做好、不出错就行了。

采访组：在您护理过的患者中，有印象特别深刻的吗？

姚蕴伍：1955 年，在肺科病房的那个下午，我帮一位支气管扩张患者热了粽子，他很感激我。可第二天交班护士汇报那位患者已在昨晚突发大咯血去世了。听到这个消息，我瞬间被震住了。这位患者的突然离世让我第一次由衷地感悟到生命是那么地脆弱，第一次真切地感受到"生"与"死"的距离是那么近，这也让我开启了第一次深思：作为生命守护者，我们能为患者做点什么呢？

采访组：在您的护理生涯中，您印象最深的护理前辈是哪位？

姚蕴伍：在我几十年的护理工作生涯中，我对王永馥护士长和王菊吾主任的印象最为深刻，她们也是我最尊敬的两位护理前辈。王永馥护士长是医院建院初期的第一批护士长，她每天总是最早到病房，下班最迟离开病房。她工作时表情严肃，脸上很少有笑容。晨交班时，她强大的气场更是让人立即进入工作状态。她工作严谨，但从不骂人，即使谁犯了错，也是友善地指出。王菊吾主任工作非常认真，以院为家，是个非常忘我的工作狂。当年任护理部主任时虽已不年轻，但她非常好学，从未在学习的道路上止步不前，总是不断地学习各种业务技能。她也非常亲切，尊重全院每一位护士，无论是在工作上还是生活上都非常真诚地

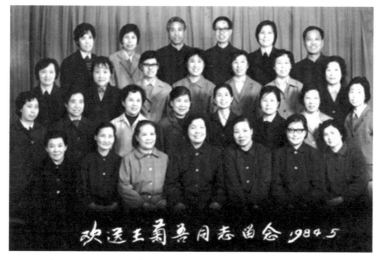

1984 年 5 月，欢送王菊吾同志留念（前排中间为王菊吾主任）

关心大家。她们两位老前辈在护理工作中融入人文情怀，把患者的痛苦当作自己的痛苦，一切为患者着想；把护士姐妹当成自己家人，尽力帮助护士姐妹们解决工作和生活中的问题。在她们的言传身教下，我对浙一护理的理念也有了更深层次的理解。

一路求索　行稳致远

采访组：请您分享一下从护士、护士长再到护理部主任的成长历程。

姚蕴伍：刚工作的一年多时间里，由于我都在内科病房轮转，加上在学生时代对解剖学、生理学学得并不深入，所以对于外科护理、手术室的工作配合相对生疏。1957年我到手术室后，强烈地意识到必须抓紧学习才能跟上医院发展的步伐。于是，我利用业余时间自学解剖学、外科学，在实践中感受知识的力量。基于勤学好问，我的基础理论知识水平快速得到提高。手术室的岗位也逐渐锻炼了我的动手能力和学习能力。通过边学边做边总结，不久我就熟练掌握了已开展的外科各种手术的手术步骤，在手术台上与外科医生配合非常默契，医生下一步需要什么器械，根本不需要提醒。那段时间，我在胜任手术室护士工作的同时，也加深了对浙一、对护理的热爱之情。

1966年，我从手术室转到基本外科病房。我主动为患者服务，继续坚持边工作边自学，做到知其然并知其所以然。通过不断学习、不断实践，我也收获了更大的进步。

1976年，医院开展大肠癌手术。当时收治的大肠癌患者就诊时肿块已很大，基本占据肠腔，肠腔明显狭窄，灌肠时插管难度很大，患者也因插管带来的疼痛而大汗淋漓，十分抗拒。因此，做好术前清洁灌肠是护理工作的一项难题。在灌肠插管时，我先用手指插入肛门，找到狭窄部位，然后再把肛管插入灌洗，发现这样灌肠过程不仅顺利，而且患者的疼痛感大大减轻，患者非常配合。该方法深受患者和医师的赞赏，后来在全院推广。在护理工作中，我还观察到大部分直肠癌患者术后需长时间留置导尿管，给患者带来不少痛苦。我立即与主管医生探讨，在医生指导下设法为患者做了耻骨上膀胱穿刺置管，取得了很好的效果。

1978年，我任基外科病房副护士长。记得有一位胰腺癌胰漏患者，病情危重，全身被插满各种导管（鼻胃管、腹腔引流管、胰管、造瘘管、导尿管等）。护士除要严密观察病情外，还要落实口腔护理、背部护理、导管护理等基础护理。那天，我院医疗组邀请全国腹部外科医学著名专家傅培彬教授前来为该患者进行床边会诊。查房时，傅教授发现这个患者病情如此严重，但全身黏膜皮肤并没有因为卧床而发生褥疮，当即对我们的护理工作给予了肯定。但傅教授在检查引流管后随即用消毒棉签在引流管近皮肤处的管段及周围皮肤进行了消毒，在场的我立即意识到这是我们从未关注到的护理细节。从那以后，我在工作中尤为注意对导管相关感染的防范护理和院感管理。

"一针见血"也是护理质量的一项要求。遇到病情危重、静脉条件差的患者，护士要做到"一针见血"并非易事。20世纪80年代初，我到上海学习静脉穿刺新技术回来后做好准备，大胆实践，帮助科室其他护士开展锁骨下静脉穿刺新技术，使危重患者免受天天扎针的痛苦，大大提高了危重症护理的工作效率，也提升了护理质量。

作为一名护士和护理管理者，我深刻感受到，成长永远在路上，学习永无止境。

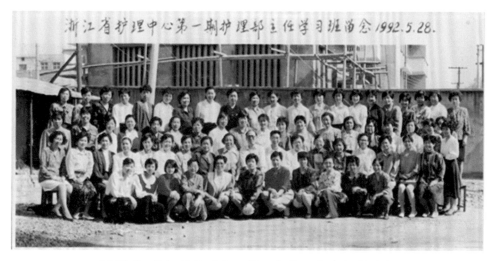

1992年，浙江省护理中心第一期护理部主任学习班

任重道远　行而不辍

采访组：您担任护理部主任期间，做了哪些开拓性的工作？

姚蕴伍：我一直严格要求自己，加强学习，提高自己的业务水平和工作能力。我们只有不断地学习，才能跟上医院的发展，才能理解医生的治疗要求和医嘱目的。外科病房夜间经常有患者发生病情变化，需要做心电图立即识别。20世纪80年代，心电图机还没有全院普及，大部分夜班护士不太了解心电图。于是，我利用休息时间先学习心电图知识，然后让本科室护士轮流去心电图室学习。全院护士的学习积极性很高，经过一段时间的培训，夜班护士的应急能力提升了，夜间护理质量也提高了。

社会在进步，医学在发展，我们护理也要跟上时代发展的步伐。我在任护理部主任期间，鼓励全院护士参加岗位培训和报考高等学历自学考试，撰写论文，参与科研，配合各项新技术、新业务的开展。

随着医院医疗新技术的不断开展，护理队伍需要壮大发展，我越发觉得对护士队伍的培养刻不容缓。

那时，全院护士不多，护士长管理一个科室的七八名护士，是护士姐妹们的引领者。因此，加强对护士长的培养兹事体大。新上任的护士长要学习护理部组织的护士长管理培训知识，包括如何做好护士长、如何开展工作计划、如何自查等，要求护士长每月上报工作总结，并用护士长评价表做自我工作评价，这在很大程度上有效地解决了护士长因忙碌的工作而使管理流于形式的问题。

教育护士是护士人才培养的关键。我认为，教育护士的努力程度密切关系着新护士的工作作风、工作态度、学习态度的传承与工作能力的表现。于是，护理部下设了内、外科片教学组，再由教学组组长推荐各科优秀护士作为教育护士。教育护士以身作则，对低年资护士、轮转护士、实习护士、进修护士采取"结对子"的方法，严格按相应教学目标带教，通过每周小讲课、每月护理查房，传授最新的护理知识，培养分析和解决问题的能力，提升护士的正确评估及应急处理能力。另外，在病房护理质量管理检查条目中增设对教育护士的教学评价。

新护士初入工作岗位，帮助她们早日成为一名合格的护士也是我当年护理管理工作的一项重要内容。新护士的岗前培训中新增了护理伦理、护理行为规范及主要护理操作等内容，进科室后由带教老师进行"一对一"指导，同时每半年轮转一个科室，以全面提高新护士的工作能力。

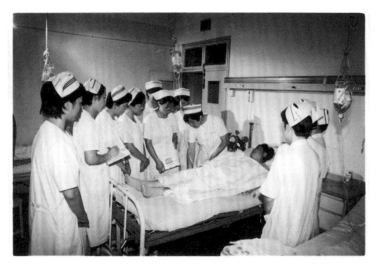

组织三级护理查房（患者右侧一为姚蕴伍主任）

随着医学的发展，传统的生物医学模式已被与之相适应的生物－心理－社会医学模式所取代，这为护理模式的转变带来新的契机。1995 年以前，我院部分科室施行了责任制护理，但护士工作仍以打针、发药为主。我多方查阅文献，学习和吸收最新的国际护理理念。从 1995 年 6 月开始，由我组织护理部从全院选取了 4 个试点病房在责任制护理模式基础上施行系统化整体护理。为确保系统化整体护理的深入开展，我努力与院领导和各职能部门沟通，取得了全院的大力支持。另外，通过设计并多次修改护理表格，落实基础护理和健康宣教，健全三级查房、交接班等制度，每个病房配备总务护士和护工等措施，使护士能将有限的工作时间充分用到患者身上，从而更好地为患者做好护理工作。至此，我院护理模式发生了转变，护士不再只是完成打针、发药，而是以患者为中心，主动地评估和观察病情，全方位地关注和解决患者的需求。

在我任护理部主任期间,护理部规范了护理制度和各个科室的护理常规。后来,在我出任浙江省护理中心常务副主任期间,在省卫生厅的倡导下,由我牵头组织省内各大医院护理部汇总统一了《浙江省护理管理规范》。护理规范的统一引领了全省护理行业的规范发展,为现今护理的规范化、标准化起到了铺垫的作用。

教书育人 寄语未来

采访组:请您谈谈在浙江医科大学护理系教学的工作经历,及对年轻护理后辈们的嘱托。

姚蕴伍:我在年轻时积极参加各种学习班,尤其在护理提高班学到的病理学、生理学知识对我在临床工作中对疾病的认识非常有帮助。因此,我特别珍惜每次的学习机会,也渴望有更高级的护理学习班。

自20世纪80年代末起,我担任了浙江医科大学护理系、成人高等教育护理系夜大的基础护理、社区护理及护理管理等教学工作,培养了大批护理人才。

1989年,浙江医科大学护理系成立,开启了浙江省护理高等教育的先河。护理系先后招收全日制大专生和本科生,我负责护理学基础教研室工作。面对已有工作经验的大专护理生,教学内容必须新颖,不能炒冷饭,这对我来说是一个全新的挑战。我参加了由北京医科大学和霍普金斯基金会联合举办的护理师资提高培训班,学习了全新的护理理论和教学方法,并与其他老师一起编写护理学基础新教材。同时,为激发学生们的学习兴趣和开拓他们的思维能力,我做了很多努力,制订教学计划,开展集体备课,开设试听课,增加课堂讨论、分享学习心得等与学生互动的新形式……在教学中不断改进教学方法,拓展新思路。

青出于蓝而胜于蓝。希望新一代护理工作者要始终牢记"德"字先行,善待患者,体谅患者的难处,加强科研能力,实实在在地为患者解决问题。

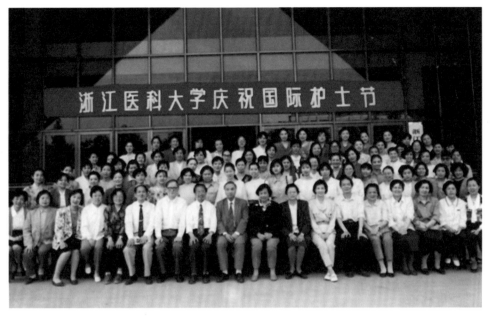

1996 年，浙江医科大学庆祝国际护士节（前排右数第 4 位为姚蕴伍主任）

爱浙一生　征途无垠

采访组：您是如何诠释"浙一与我""我与浙一"两个概念的？

姚蕴伍：我 17 岁来到浙一工作，一穷二白，从不懂、懵懂、逐渐懂再到会，是浙一教导了我，培养了我，造就了我，并照顾了我的一生。

浙一就是我的一生！

采访组：浙大一院即将迎来建院 75 周年庆，请您谈谈对浙大一院的期望。

姚蕴伍：在浙大一院 75 周年华诞之际，希望浙大一院的医务人员不忘初心、牢记使命，全心全意为患者服务；积极进取，科研创新，不断取得佳绩；护士与医生能有效沟通，互相体谅，共同为浙大一院的美好愿景做出贡献。

采访组：许骁玮、肖林鸿、余淑芬

善于创新,引领学科与时俱进

徐加鹤

徐加鹤,1939 年 6 月出生于浙江省余姚市,肛肠外科专家;主任医师;浙江大学医学院附属第一医院终身教授。1962 年毕业于浙江医科大学。曾任浙江大学医学院附属第一医院肛肠外科主任,浙江省医学会肛肠外科分会主任委员。擅长肛肠外科复杂疑难病症的诊断和治疗。在肛肠外科领域开展多项开拓性研究和实践。研究

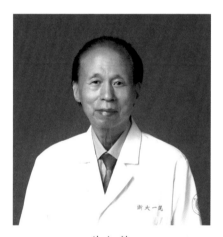

徐加鹤

方向为结直肠肛门外科临床与基础研究。1980 年,在国内率先研制成功78-1 型直肠吻合器,获浙江省优秀科技成果三等奖;首创膈肌电凝制止骶前大出血方法,被美国、加拿大两国教科书《外科选读》丛书选编入书,并且在 2003 年美国肛肠外科医师(芝加哥)年会上被誉为"最简便最有效,所有做盆腔外科的医师都应该知道的方法"。

采访组:您是什么时候到浙一的,当时医院的条件如何?

徐加鹤:我于 1957 年考入浙江医学院,当时的地址就在今天的延安路附近,当时叫法院路。大学最后一年,我被安排到当时的上海广慈医院(今上海交通大学医学院附属瑞金医院)完成通科实习,完成实习后回归母校并被分配到浙一工作,算起来至今已有 60 多个年头了。我刚工作时,医院的门面特别小,是真正的"弄堂医院",有机会你们可以到院史馆里去看一看,跟今天的浙大一院比起来简直是天壤之别。我刚开始被分配在普外科。那时,科室一共有 32 个医生,亚专科没有像现在这么细,普外科医生从头到脚的疾病都要看。科主任将我们分为肝胆组、胃肠组、甲状腺组及乳腺组等诊疗组,我们每个年轻医生就在各个诊疗组之间轮转。这种机制让我们年轻医生能更加全面、深入地理解疾病并且掌握临床技能。直到后来,医院从普外科抽调医生成立肛肠科,我才到肛肠科。当时,何英愫主任将我选调过来,就这样,我作为肛肠科医生的职业生涯就正式开始了。

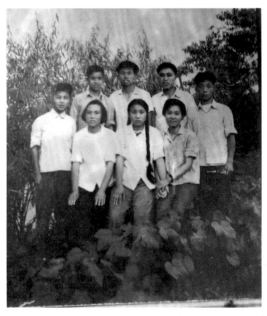

徐加鹤主任(后排右三)下乡支援农村卫生医疗事业

采访组:请您谈谈浙大一院结直肠外科的发展历程。

徐加鹤:1956年,陆琦主任在我院创立痔科,最早的痔科由中专毕业的医师所组成。后来分配到痔科的大学毕业生普通有一块"心病",那就是自己读了那么多年书,来到痔科只能做"3厘米"的工作。这块"心病"之后也促使科室走向与国际结直肠外科接轨的道路。当时,国际上处理结直肠肛门疾病的专科在日本被称为肛肠科,在欧美被称为结直肠外科。时任主任何英惹教授指出,"肛肠科"在老百姓心中的认可度更高,就这样,我科正式更名为肛肠科。我也在这时加入了科室,并在1994-2001年担任科室主任;在我之后是小林(林建江主任)。我们科室迅速发展,规模也日渐扩大,历经数十年,逐渐从一开始十几张床位的小科室,发展到现在跨四院区200多张床位、年手术量逾6000台的大规模科室。2019年,我们还有幸聘请到全球小肠移植专家吴国生教授来担任我科第五任主任,这也使得我科室实力及知名度再度提升。后来,我科又再次更名,现称为结直肠外科。

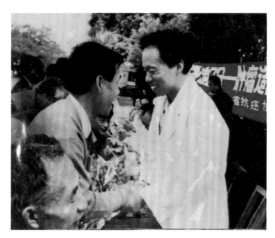

第一个世界造口日在武林广场义诊时接受造口康复病人献花

采访组:请您谈谈您行医生涯中印象最深刻的病例。

徐加鹤:记得曾经有一位溃疡性结肠炎的患者到我们医院就诊,内科诸多尝试疗效不佳,因而转诊至我科寻求外科治疗。我当时为患者提供了4种手术方案:①全大肠切除+小肠永久性造口;②全大肠切除+

小肠储袋＋小肠储袋永久性造口；③全大肠切除＋小肠储袋肛管吻合＋小肠保护性造口；④全大肠切除＋小肠储袋肛管一期吻合。当时，我画了 4 张图，为患者详细地解释这 4 种手术方案各自的利弊。相比之下，第 4 种方案患者获益最大，但手术难度大，风险也最高。经过慎重考虑，患者决定选取第 4 种手术方案。而这对我们来说亦是巨大的挑战。在此之前，我们并未实施过储袋手术，国内相关手术的经验也极少。在查阅大量资料和进行充分的术前准备后，我们实施了手术。我还记得手术那天是 1984 年 12 月 26 日。患者术后恢复很好并且顺利出院，患者对我们十分感激。当时，我们并不知道这其实是我国第 1 例溃疡性结肠炎小肠储袋手术。有了这次成功的经验之后，我们还相继顺利地完成了数例类似的手术，积累了一定的经验。几年以后，上海长海医院举办学习班，我安排小林（林建江主任）去学习交流。学习班上有外国专家问起国内做小肠储袋手术的情况，会上无人发言，只有小林举手说："我们已经做了 6 例。"后来，有 1 位上海专家来杭授课，在介绍经验时指出，他们在保护性造口的情况下完成了 4 例储袋手术，但是有 3 例出现了吻合口瘘。当他得知我们彼时已经完成了 26 例类似手术且无一出现严重并发症时，该专家表示难以相信。可见，我们的肛肠科在当时已有相当高的水平。

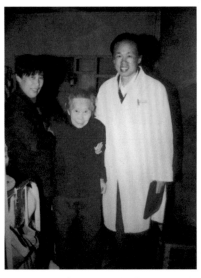

查房鼓励 90 岁直肠癌患者术后早起床

采访组:您怎么看待临床与科研的关系?您在这方面有什么经验分享?

徐加鹤:临床和科研工作有很多类似的地方,两者也应该相辅相成。现在我们医院非常重视对大家科研能力的培养,鼓励临床医生参与科研工作,将在临床中发现的实际问题用科学方法予以解决。然而,科研工作有时会得到阴性结果,我们万不要气馁,其实这也是一种贡献,可以让同行们少走弯路,毕竟成功需要经历无数次的失败。有时,灵感也很重要。还记得在一次直肠癌手术中,术中出现骶前静脉破裂,出血量很多。当时主流的图钉压迫和骨蜡填塞等方法对骶前静脉的止血效果有限,我用裸手压迫后能够顺利止血,但是放松后又立刻出血,我想如果能够把我的手指换成患者的肉压住出血部位,然后通过电流就能成功止血。于是,经过归纳总结,就有了后来的膈肌电凝止血法(control of presacral hemorrhage with electrocautery through a muscle fragment pressed on the bleeding vein)。该方法被美国、加拿大两国教科书《外科选读》丛书选编入书,并且在 2003 年美国肛肠外科医师(芝加哥)年会上被誉为“最简便、最有效,所有做盆腔外科的医师都应该知道的方法”。

采访组:您对青年医生有什么寄语和期望?

徐加鹤:在这里,我想送给年轻医生十个字——“多看、多听、多做、多想、多问”。我自医学院毕业后,就来医院工作。当时,医院有一栋破旧的宿舍楼,就在现在的 18 号楼的位置,是专门安排给我们住院医师住的。当时的住院医师需要 24 小时随叫随到,是真正意义上的“住院”。住院医师在晋升主治医师之前是不能离开医院的,我们每天吃住都在医院,这让我们有充分的时间在临床中学习。只有平时多看、多听、多做、多想,才能在实践中有所提高,在临床工作中积累经验。与此同时,更加重要的是要“多问”。不会提问题的学生不是好学生。充分思考,善于归纳总结,并提出新的问题,这样才能够加深对临床知识理论的理解。只要你们肯下功夫,肯花时间,多在临床工作中积累经验,相信你们一定会获益匪浅。你们是浙大一院的未来,希望你们努力成为更优秀的人。

采访组:杨尘、刘凡隆、王谌玥

心脏介入的开拓者 | 陈君柱

陈君柱,1943 年 8 月出生于浙江省诸暨市,心内科专家;教授,主任医师,博士生导师;浙江大学医学院附属第一医院终身教授。1967 年毕业于浙江医科大学。曾任浙江大学医学院附属第一医院心内科主任,浙江大学心血管疾病研究所所长,中华医学会心血管病分会委员,浙江省医学会心血管病分会第四届主任委员,是浙江省心血管介入的开拓者。在国内外著名学术刊物以第一作者或通讯作者发表论文 120 余篇。曾多次获浙江省科学技术进步奖。

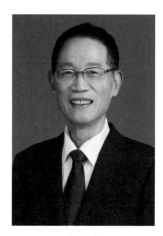

陈君柱

采访组:简要谈谈您当年进院时的心内科情况及发展。

陈君柱:我院心内科发源于内科心血管组,当时就是在院史陈列室所展示的建于20世纪50年代的三层古式建筑。其中,三楼是内科病房,分为心血管、消化、内分泌、血液等专业组。内科病房共有72张床位,其中,心血管组有20多张床位。当时医生共11人,有老前辈金干主任(后任浙江医科大学党委书记)、黄元伟教授、陈恭森教授等。1991年,在5号楼1楼正式成立心血管内科,床位有40余张,医生20余人,陈恭森教授任首届心内科主任。

随着改革开放的发展,心内科从5号楼1楼迁至3号楼5楼,最后搬迁至2号楼12楼和13楼两层,有床位78张,医生30余人。目前,我科三个院区共有117张床位,医生70余人。

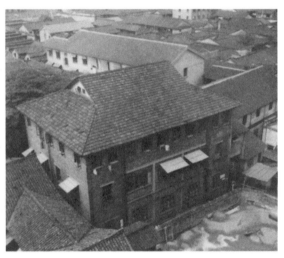

20世纪50年代的病房楼

采访组:您在心内科经历了这么多年的临床工作,最深的体会和感触是什么呢?

陈君柱:医院及科室的发展为我个人的成长和发展创造了良好的机遇。我于1967年毕业于浙江医科大学,根据国家把医疗卫生工作的重点放到农村去的指示,我于1968年被分配到县卫生院工作。1978年10月,我回到浙医一院,分在心血管组工作。1985年底,医院安装了省内第一台DSA血管造影机。其后,我与方强医生开展了浙江省内第一台冠状动脉造影术。1986 年初，在美国 HOPE 基金会资助下，我院叶丁生副院长、麻醉科陈庆廉主任、胸外科查育新医生及本人前往波士顿麻省总医院参观学习 3 个月。在美国期间，我学习了心血管介入方面的先进技术，回国后积极准备开展这方面的工作。其后，我与方强主任独立自主完成了浙江省内首例冠脉球囊扩张术，并于 1988 年获得浙江省科学技术进步奖三等奖。同时，回国后积极协助心外科开展心脏搭桥手术，心血管专业组主要负责选择合适的患者。

当然，个人的成长除要有一个远大的理想与目标外，还要奋发图强、吃苦耐劳。1980 年，金干主任问我："你想不想去阜外医院进修？"阜外心血管医院是全国心血管病的最高学府，我很想去。金干主任又说道："这次进修考试名额浙一、浙二各有一个，而且参加考试的人选已定，你想去，我去给你再争取一个考生名额，阜外医院会根据考试成绩择优录取。"我欣然前往参加考试。最后，我收到了录取通知书。我于 1981 年初至 1982 年初在阜外心血管医院进修学习 1 年。在进修前，我与黄怀德教授谈到关于业务学习方面的体会（黄怀德教授于 1984 年担任我院院长），他给了我很大的启发。黄教授是消化科医生，他谈到怎样钻研和掌握胃镜检查技术，从而极大地提高了食管、胃、十二指肠疾病的诊断水平（当时还未能做治疗），这就是新技术。我听后感触很深，心想心血管介入技术可能是今后很重要的发展方向。于是，我带着这个理念去北京，在阜外心血管医院学习。那时，阜外心血管医院也处于起步阶段，但已开展了右心导管、电生理、冠脉造影、单腔起搏器安置等技术。阜外心血管医院当初开展介入工作也非常辛苦，比如说他们在有 DSA 的情况下，单腔起搏也要做 5 个小时。我在进修的 1 年时间里，除要完成日常工作外，还要利用晚上空隙时间到各病区看病历和观摩导管室手术，积极汲取相关知识，以增加临床知识，丰富和提升自我。为此，我一整年都没舍得回家。

1982 年初，我结束进修学习回院后也发挥顽强拼搏的精神，积极开展相关技术，甚至在没有 DSA、只有胃肠机的情况下安装起搏器。你们现在没经历过那种场面，我们要不断地暗适应，电极都看不清，装个单腔起搏器要五六个小时，经过一段时间的艰苦摸索，技术渐渐提升。1991

年，全国刚刚开展消融治疗室上性心动过速，我同年到阜外心血管医院观看美国医生做室上性心动过速消融术，一例要做七八个小时，并且术后复发率高。同年，阜外心血管医院的陈新教授来杭州时，我们请教陈教授做电生理的意义。他跟我说："怎么没有意义？过去只是个检查，现在变成治疗手段，可以通过介入手术达到根治的效果。"这话对我启发极大，我们就努力做相关准备工作，缺设备就联系北京有关单位借用，同时请专家来指导。1992年，我们在浙江省内首先开展了这项技术，我与张芙荣医生做了28例患者，获得了浙江省科学技术进步奖三等奖。我科还在全国率先开展室性早搏消融手术，也获得了浙江省科学技术进步奖三等奖。因此，个人认为年轻人包括我自己一定要克服困难，有条件要上，没有条件创造条件也要上，要有排除万难奋发的精神。刚开始，我们每台手术要站立六七个小时。在开展介入工作前，我们要先到解剖教研组看头静脉、股动静脉、心脏的解剖部位。万事开头难，起头总是要勤奋付出辛劳，那时尽管万分艰辛，但成功了会很开心，有强烈的成就感。所以，我觉得年轻时一定要奋发图强，要能吃苦。

采访组：前面谈了您在临床上坚持奋发图强、吃苦耐劳的精神，非常让人敬佩。那么科研工作中是不是也有经验可以传授给现在的年轻医生呢？

陈君柱：那时对科研工作没有像现在这样高度的认识，但我们还是挺认真地做科研工作的。我们2003年就在做动物实验了。我们把猪、狗都带到导管室里，做心肌梗死的动物模型。当时的研究生包括王兴祥、王利宏、曾春来、张芙荣，他们一边在华家池校区动物房养动物，一边做实验，有时做到半夜三四点钟，大家的干劲真是十足。后来，研究内皮祖细胞治疗原发性肺动脉高压，每例患者先后要做几次右心导管。2007年，我们在专业 TOP 期刊 *JACC* 上发表了有关论文，得到了医院的奖励，在全国心血管会议上也拿了奖。那时，国内发表在 *JACC* 上的论文很少，这也是对我们团队工作的肯定与鼓励。但也有遗憾，对这种动人的场景记录、资料的收集保存方面做得不够，不像现在有手机和摄像机随时能拍照和摄像。

现在我们这方面意识更强了，条件也更好了，搞科研尤其临床研究，需要有好的想法，同时要做长时间的观察与统计，才会有更好的产出。我也可以自豪地讲，当时科研方面的努力，浙江省同行里没有，全国都少有。

采访组：您曾经担任过多年的心内科主任，在科室管理上有什么感悟呢？

陈君柱：1993—2006 年，我担任心内科主要负责人、心内科主任。在科室管理上，人才梯队的建设非常重要，同时也离不开医院领导的坚定支持。

人才梯队的建设对学科的发展非常重要。在介入技术的发展过程中，主要是发挥方强、朱建华、张芙荣、郑良荣、陶谦民、胡申江等骨干人员的作用。尤其刚起步，大家都差不多，虽然我年纪比他们大点，但我们都是平等的，互相支持，互相学习，团结互助，共同克服各种困难。早上进导管室，晚上干完出来，大家都开开心心的。在这个集体里工作，虽然很辛劳，但很快乐。为了做细做精介入工作，我们团队进行了适当的分工，陶谦民、郑良荣主攻电生理起搏介入治疗，朱建华、张芙荣主攻冠心病介入治疗，包括肥厚性梗阻型心肌病化学消融术、冠状动脉支架术、冠状动脉旋磨术和冠状 CTO。我与张芙荣又开展先天性心脏病（先天性动脉导管未闭及房间隔缺损封堵术）、瓣膜病（风湿性心脏病二尖瓣球囊扩张）的介入治疗。在大家的共同努力下，我科在全省心血管领域一直处于领先水平。在这里，我感谢团队同事们的辛勤付出，特别感谢张芙荣副主任，几乎所有起步的介入手术都是我们两人在一起共同克服各种困难完成的。张芙荣副主任吃苦耐劳，任劳任怨，不计名利与得失。我觉得学科要前进、要超越，必须有一个团结、奋进、包容的团队。

科室要发展就一定要有医院领导的坚定支持。2000 年，医院购进了第一台菲利普 DSA 血管造影机。2005 年，医院又购置第二台新的菲利普 DSA 血管造影机。2000 年，建立心内科导管室，这是省内首个由心内科主管的导管室，同时为心内科单独配置心脏超声仪及专业技师。在当时，这种管理模式是一种创新，极大地提高了工作效率，也为心内科的发展奠定了坚实的物质基础。这些都是在院领导大力支持下完成的，解决了很多客观的困难，促进了电生理消融术工作的顺利开展。还有，我们在20世纪90年代初开展风湿性心脏病二尖瓣球囊扩张术期间，因为出现了一些并发症，需要暂停该项手术。后来，黄元伟教授出面向领导汇报沟通，并亲自临床指导。终于，在大家共同努力下克服了技术困难。此后几年内，我们成功安全地开展了上千例经导管二尖瓣球囊扩张手术，达到全国领先水平。现在我院领导也非常支持心内科的发展，增添心内科专用DSA至7台，包括庆春院区增加1台、余杭院区增加2台、之江院区增加1台，后续还将会有进一步支持。所以说，科室要发展，离不开医院领导的鼎力支持和鼓励。

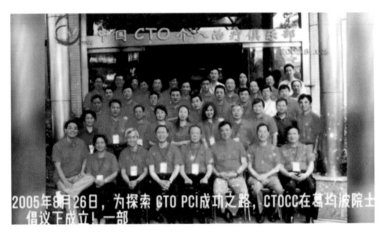

2006年后，在朱建华主任的带领下，心内科心脏介入领域更加成熟完善，科室得到进一步发展，为现在的发展也打下了一个很好的基础。目前，心内科在科主任郭晓纲的带领下继续勇攀高峰。他的团队已常规开展经皮主动脉瓣置换术等新技术，并在省内率先开展肥厚梗阻性心肌病的射频消融治疗，病例数居全国第二位。心内科继续沿着以心血管介入为主导的道路创新发展。现在是新时代，发展之快令人振奋，希望心内科在郭晓纲主任带领下，奋发图强，精诚团结，共创新辉煌。

采访组：您对有志于医学事业的新一代年轻人有什么期望和寄语吗？

陈君柱：作为医生，治病救人是最根本的。要治病救人，减少患者痛苦，我认为有几个条件。首先，你要有精湛的医学技术，你没有就无济于事，救不了别人。其次，要有强烈的责任感和道德观。对每个患者都要根据个人的情况来衡量，这个就叫人文医学，这个很重要。最后，要后继有人，要培养年轻一代，这样才能生生不息、再创辉煌。

我刚才也讲，年轻一代是我们祖国的希望，是党的希望，是医院的希望。我觉得年轻人在自己成长的过程中，首先一定要顺势而为。因为你们处在一个新时代，科技发展迅猛，你们一定要抓住这个机遇，跟上时代的步伐。另外，年轻人会有很多方方面面的事情要处理，包括医院、科室、家庭等，你应该很好地安排好、处理好，这个也很要紧。你把这些关系都安排好了，你才有更多的精力来学习、工作。最后，一定要奋发图强、要能吃苦，只有吃苦，才会出成绩，才会成功。要苦中有乐，乐中有成果。

采访组：胡静静、朱若愚、陈瑶

大医仁心的巾帼战士

李兰娟

李兰娟，1947年9月出生，籍贯浙江省绍兴，感染病（传染病）学家，中国人工肝开拓者，国家内科学（传染病）重点学科学术带头人；中国工程院院士，教授，主任医师，博士生导师；浙江大学医学院附属第一医院终身教授。1973年毕业于浙江医科大学。任传染病诊治国家重点实验室主任。长期从事传染病临床、科研和

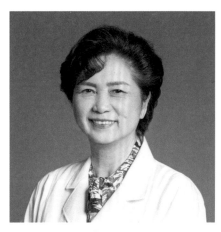

李兰娟

教学工作。主编出版了我国首部《人工肝脏》《感染微生态学》和教育部规划教材《传染病学》等专著，在 *Nature*、*Lancet*、*NEJM* 等国际顶级期刊上发表SCI论文300余篇。荣获国家科学技术进步奖特等奖1项，国家科学技术进步奖一等奖和二等奖各2项，以及联合国教科文组织—赤道几内亚国际生命科学研究奖、浙江省科技大奖、光华工程科技奖、全国创新争先奖章。荣膺"全国优秀科技工作者""全国优秀党员""全国三八红旗手"和全国"抗击新冠肺炎疫情先进个人"等荣誉称号。荣获浙江省首届"医师终身荣誉"称号。

保送浙医的"赤脚医生"

采访组:您为什么学医？请谈谈您的求学经历以及在浙江医科大学求学期间印象深刻的事。

李兰娟:我自幼在农村长大,目睹了乡里大多数农民因累年耕种劳作而被腰背疼痛折磨,很想为乡亲们做些事情。1966年高中毕业那年,我拿着学校介绍信前往浙江省中医院学习针灸,希望用自己的所学所得为乡亲们解除病痛。之后回到家乡浙江省绍兴市夏履镇夏履桥村,被乡里安排在夏履桥中学担任代课老师,就这样一边做老师,一边为乡亲们针灸诊疗。

后来,村里组建农村合作医疗站,因为我会针灸疗法,所以大家都希望我来做合作医疗的"赤脚医生"。当时,代课老师月工资有24元,"赤脚医生"每天只能算5个工分,相当于1毛钱,就算做满一个月时间,也只有3元的收入,与代课老师相距甚远。虽然家里日子捉襟见肘,但出于对医学的挚爱,我还是选择了当"赤脚医生"。

当"赤脚医生"的两年时间里,只要患者有需要,我就背起药箱走家串户,随叫随到,与当地乡亲们有了浓厚的感情。

1970年7月,全国各地陆续恢复大学招生,经过大队、公社、区政府三级层层筛选,我被保送到浙江医科大学医疗系(今浙江大学医学院)就读。学校安排了不少名师以及大师级教授亲自给我们授课,王季午、黄元伟、马亦林……这些在医学领域响当当的大家,把我带进了一个前所未见的新世界。医学大家们的言传身教,不仅让

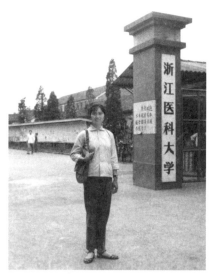

1970年,李兰娟进入原浙江医科大学(现浙江大学医学院)学习

我在医学专业知识上有了全面的提升,更让我从他们身上学到了对人生价值的理解、对事业应有的态度、科学严谨的工作作风及热忱对待患者的仁爱之心。以他们为师,更加坚定了我本就深植于心的信念:将毕生献给医学事业,做一名好医生,全心全意为患者服务,全力拯救每一个生命。

笃行不辍的科研先锋

采访组:我们医院传染病学科水平是全国顶尖的,您是如何开展传染病学科工作的? 做了哪些创新?

李兰娟:我们医院传染病学科是由王季午教授创立的,有着悠久历史和优良学术传统,是国家重点学科,经过一代又一代人的共同努力,学科在医疗、教学和科研等方面取得了显著的成绩,2014年成立了医学领域唯一的国家协同创新中心——感染性疾病诊治协同创新中心,2019年成立国家感染性疾病临床医学研究中心和国家传染病医学中心,成为全国传染病专业的佼佼者,在中国医院科技量值排行榜中连续9年排名全国第一位。

20世纪70年代,我毕业分配到医院感染科工作。当时,重型肝炎肝衰竭患者因条件、技术的限制,病死率高达70%~80%。对肝衰竭患者来说,无有效治疗手段,不能挽救生命,心里又着急又无奈。我就想一定要创建一种有效救治重型肝炎肝衰竭的新技术新方法。

1986年,我申请到了人生第一项青年科研基金"人工肝治疗暴发性肝炎的研究",牵头成立了医院人工肝治疗室。也就是在这小小的10平方米房间里,我带着团队开始了人工肝治疗技术的探索和研究。我们夜以继日地守候在患者床边,认真记录、分析和总结经验。经过十余年努力,终于攻克了易出血、低血压、严重内环境紊乱等难关,创建了一套独特有效且具有自主知识产权的李氏人工肝系统,肝衰竭治疗获得重大突破,使急性、亚急性重型肝炎患者病死率从88.1%显著降低至21.1%,慢性重型肝炎患者病死率从84.6%降至56.6%。人工肝的研究成果于

1996年获浙江省科学技术进步奖一等奖，1998年获国家科学技术进步奖二等奖。

如今，李氏人工肝支持系统已经成为全世界医治人数最多、治疗技术最成熟的人工肝系统。2013年，"重症肝病诊治的理论创新与技术突破"项目荣获国家科学技术进步奖一等奖。

从2001年起，人工肝技术推广班每年举办一次，我们将科研成果、治疗方法无偿教授给更多医护人员。"全国有那么多病患，不可能都跑到浙江来就医，能在当地得到及时治疗，才是最好的结果。"如今，人工肝技术已推广至全国31个省区市，还多次举办全国以及国际人工肝会议。

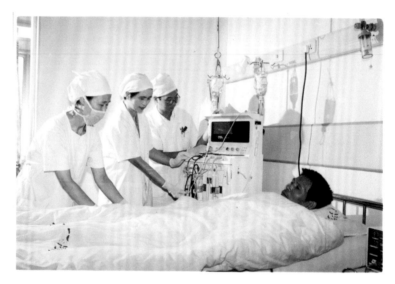

1986年起，李兰娟开展人工肝治疗重型肝炎的技术研究

在人工肝研究中，我还发现肠道微生态失衡与肝衰竭发生发展密切相关，于是带领团队展开人体微生态创新研究，首创感染微生态理论。2014年，我有幸当选为国际人类微生态联盟主席，提升了中国在微生态领域的国际影响力。

新突发传染病的坚强斗士

采访组:请您谈谈您历年来应对疫情的经历。

李兰娟:2003年,在浙江省出现SARS病例的当天,我作为浙江省卫生厅厅长,在省委省政府的领导和支持下,坚持对密切接触患者的1000多人进行就地隔离。事后证明,这是必须做的行之有效的办法。由于传染源在早期就得以很好地控制,所以在浙江省没有发生医务人员感染事件,也没有出现"二代感染"的病例。

2013年早春,人感染H7N9禽流感疫情突袭而来。当时,人们担心会不会重演10年前的"非典"疫情,我们团队迅速确认H7N9病毒来源,提出了关闭活禽市场的关键防控建议,成功阻断疫情的蔓延。

看到不同省份报告的患者发病进展迅速,没几天就出现呼吸衰竭,我在心里不断琢磨:"这么严重症状,为什么任何药物施加都起不到什么效果?会不会是大量细胞因子风暴导致病情进展迅速?"然后,我们通过总结临床症状,开展科学研究,确认了细胞因子风暴和微生态失衡是重要的重症化机制,以此为基础,我带领团队首创"四抗二平衡"治疗新策略,并根据李氏人工肝能清除肝衰竭患者炎症因子的原理,创造性运用李氏人工肝技术消除细胞因子风暴,显著降低病死率,为全球提供了重症传染病的救治新技术。

我们团队还成功研制我国首个H7N9病毒疫苗种子株,打破了我国流感疫苗株依赖进口的历史。2天内,成功研发检测试剂;7天内,由世界卫生组织向全球推广。

2013年,人感染H7N9禽流感疫情的成功阻击,使中国传染病防控体系被世界卫生组织评价为"国际典范",标志着我国在新发传染病防治领域从"跟随者"成为"领跑者"。"以防控人感染H7N9禽流感为代表的新发传染病防治体系重大创新和技术突破"项目被授予2017年度国家科学技术进步奖特等奖。

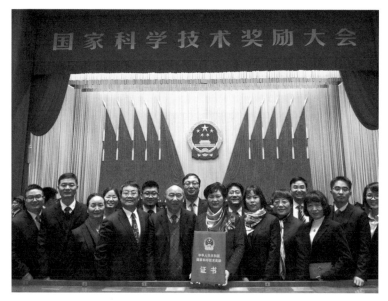

2018 年奖励大会后李兰娟院士团队合影

2019 年 12 月，新冠肺炎疫情暴发。我三进武汉，带领团队冲在抗疫一线，指导重症患者救治，并创新性地将"四抗二平衡"的救治经验和人工肝血液净化系统、微生态干预技术等用于重症、危重症新冠肺炎患者的救治并取得显著成效。同时，指导传染病诊治国家重点实验室开展科研攻关，实验室科研团队与清华大学强强联合在病毒学研究方面取得重大突破，重磅揭示国际首个新冠病毒全病毒精细结构，成果刊登在国际权威学术杂志《细胞》（Cell）上。

在新冠肺炎疫情全球大流行的形势下，我还积极与国际同行交流，连线厄瓜多尔、新加坡、西班牙、意大利等国家，多次参与全球新冠肺炎疫情防控经验分享。

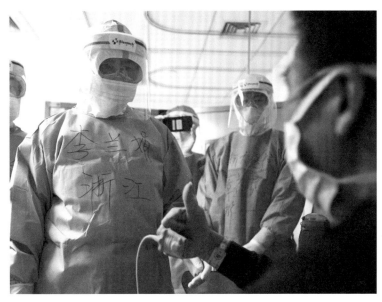

2020 年 3 月 12 日，李兰娟院士查房，重症监护室内接受人工肝、干细胞治疗后好转的患者为医疗队点赞

探索医院改革的先行者

采访组：请您谈谈您的医疗管理之路的经验及所获得的成绩。

李兰娟：在上大学时，我一直是班长。大学毕业分配到医院后，也被委以团总支书记的重任。尽管平日里业务工作繁忙，但团委的工作我也没有落下。

1993 年，我升任医院的党委书记兼副院长。1996 年，我担任浙江医科大学党委副书记，紧抓党员的思想政治工作，开创了党支部书记例会制度，并要求党支部书记参与各科室、各部门的领导班子工作，时刻发挥党员的先锋模范作用。

在任职副院长期间，我深感肩上的担子之重，意识到要将医院建设成全国乃至世界一流的医院，除要继承前辈们的优良传统外，更需要紧抓历史机遇，改革创新。于是，我率先提出了信息化管理、医院成本核算、科技兴院、人才培养等一系列改革创新的举措。

　　在担任党委书记兼副院长的 3 年中,在全院同仁的共同努力下,医院走上了发展的快车道:浙江省医疗卫生单位的第一座高楼落成,医院业务量稳步递增,医疗质量不断提升。1994 年,在卫生部组织的行业作风检查中,医院 5 项指标均名列第一位;1995 年,在行风建设及医院文化建设的评比中,医院荣获优胜单位,同年 1 月荣膺全国卫生系统先进集体称号;1996 年,医院被评为杭州市文明单位和浙江医疗质量管理优胜单位;1997 年,获全国卫生文化建设先进集体称号。

传道解惑的人生导师

　　采访组:请您谈谈对医学后辈们的期望和嘱托。

　　李兰娟:"传道、授业、解惑",教育年轻一代成长,使他们"青出于蓝而胜于蓝"是我内心的期盼。作为硕士、博士研究生导师,我坚持用"关心、耐心、细心、热心、诚心"教育学生,希望能将自己的医疗、科研心得传授给广大学生,而且反复强调做人与行医、立德与立业的统一,引导青年学生正确认识读书与生活、学问与人生的关系。我常对学生们说:"严谨求实、开拓创新、勇攀高峰、造福人类。只要你们树立信心,脚踏实地,没有什么可以阻挡你们成为真正优秀的医学人才!"希望年轻后辈们不断求索,攻克医学难题,并以挽救患者的生命为己任,为人民的健康做出更大的贡献。

采访组:江晨、吕莎、潘磊

专注传统理念革新，勇于疑难手术创新

蔡松良

蔡松良，1948 年 4 月出生于浙江省丽水市，泌尿外科专家；教授，主任医师；浙江大学医学院附属第一医院终身教授。1973 年毕业于浙江医科大学。历任中华泌尿外科学会委员，浙江省医学会泌尿外科分会主任委员，及《中华泌尿外科杂志》《临床泌尿外科杂志》《现代泌尿外科杂志》《浙江创伤外科》等杂志编委。曾获卫生部科学技术进步奖二等奖 1 项、浙江省科学技术进步奖三等奖 2 项、浙江省卫生厅科技进步奖优秀奖 1 项，发表论文 60 余篇，译作百篇，参编书籍5 部。

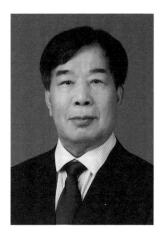

蔡松良

采访组:您对您的老师印象如何,您是如何要求您的学生的?

蔡松良:在那个年代,教学条件很差,但老师们都兢兢业业,对学生不厌其烦,谆谆教导,倾囊相授。学生们也认为老师的话永远是对的。师生关系单纯美好,和谐融洽。到后来,我自己也成了老师,我要求我的学生能够理论联系实际,能够大胆质疑。因为人非圣贤,孰能无过。认真上课、认真读书、认真工作,就能发现无论是教科书还是论文,都会有许多值得商榷和改进的地方。只要我们去伪存真,就能发现正确的方向和道路。

采访组:您曾担任泌尿外科科主任,在科室管理方面您是如何开展工作的?

蔡松良:在我主持医院泌尿外科工作的 12 年中,我的目标是使我们专科达到国内泌尿外科的领先水平。为了达到这个目标,我既需要严格管理,又需要放开手脚,让年轻的医生有激情、有机会。如果在医疗技术上出了差错,我会要求上级医生给年轻医生承担,让他们没有后顾之忧。如果是医德问题,那就要严肃处理了。在学习、开会、培训等方面都有严格的要求,比如:我们会给年轻医生参与各种学术会议的机会,但是要求积极发言、积极提问。假如一场会议下来既无发言又无提问,下次参与学术会议的机会就没有了。因此,经过几年的努力,我们泌尿外科很快达到位居国内前六位的水平。

采访组:您和您的团队在医疗措施上做了哪些创新性工作?

蔡松良:我们发现了 5 种救命的措施,改良了 5 种手术切口,革新了 5 种传统概念,还改良了多种手术。

附:

➤5 种救命的措施:

(1)腹主动脉阻断减少出血。

(2)瘤底毯边缝合止血。

(3)腔静脉连同肿瘤一起切除。

(4)用鱼钩针缝合可以很好地止血。

(5)瘤底纱布填塞止血。

➤ 改良的 5 种手术切口:

(1)绕脐切口改成贴脐切口。

(2)对下腹部切口进行正中改良。

(3)将倒 Y 形切口改成直行或弧形切口。

(4)将折叠形的切口改成直切口。

(5)肾盂癌切口:将传统的 11 肋间切口改成腹直肌旁切口。

➤ 革新的 5 种传统概念:

(1)薄如蝉翼的肾积水,不是切肾而是可以保肾。

(2)对于前列腺肉瘤,不穿刺完成手术可获得长期存活;一旦穿刺,患者生存期可能只有 6 个月左右。

(3)对于肾盂浸润性尿路上皮癌、鳞癌、腺癌,不必苛求切除全长输尿管;肾脏的根治性手术才是生存的关键。

(4)对于肾上腺无症状的瘤及髓质脂肪瘤,可以进行观察,不必手术。

(5)对浸润性尿路上皮癌做根治性电切可能获得保留膀胱的长期存活。

我们还对 50 种手术技巧进行了改进,非常实用。应用之后可缩短手术时间、减少出血。我独创了膀胱颈会阴牵引复位术治疗后尿道断裂。后尿道断裂是世界性难题之一,并发症很高。但是我们这种手术方式可以使患者获得无尿道狭窄、无医源性阳痿的治疗效果。

我们改良了多种手术。

(1)膀胱根治性切除术:手术时间从原来的 2 小时缩短到 30 分钟。

(2)经耻骨上前列腺摘除术:手术时间从 1 小时缩短到 20 分钟。

(3)腹直肌旁切口做肾盂输尿管全长切除术:手术时间可以从原来的 2 小时缩短至 1 小时。

(4)真正的根治性膀胱肿瘤电切术:切除的范围一直到膀胱外膜甚至脂肪层,可以使许多患者达到保留膀胱的治愈。

采访组:从医数十年中,请您谈谈印象最深刻的病例吧。

蔡松良:印象最深刻的病例非常多,但是我们可以选择几个经典的病例。

(1)第一次为患者担当

1989 年 9 月,我接收了一名患者,28 岁,左肾有一个 28 厘米的大肿瘤。他 7 个月前在外省住院 3 个多月,做了手术探查,肿瘤没有切除。他整日有肉眼血尿,形成血块后还引起肾绞痛,反复发作,非常痛苦。科室讨论后,再上升到医院讨论,大家都认为患者的手术风险巨大,很有可能在手术台上死亡。因此,无论是患者还是医生,都承受着巨大的风险和压力。医院层面、科室层面都建议我慎重考虑。但患者深受病痛折磨,要求手术的意愿也很坚定。因此,在 1989 年国庆节,我力排众议为他做了手术。结果手术过程很顺利,这名患者至今存活着,术后 30 余年没有肿瘤复发。

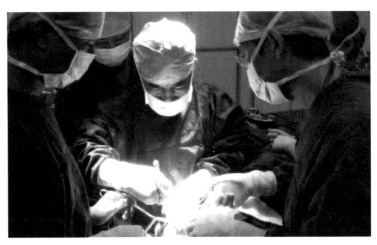

工作照

(2)特别的礼物

2010 年,我接收一名 20 岁的腹膜后有巨大肿瘤的患者。整个肿瘤包裹着腹主动脉及下腔静脉,难度很大。当时,他已经在省外两家大型三甲医院住院,最后都没能手术。到了我们这里,尽管我们也觉得难度很大,但是我们还是有信心。然后,经过五个半小时的努力,我们把腔静脉、腹主动脉、肠系膜上动脉、腹腔干都完全分离清楚,大血管就像个葡萄架。最后，终于把肿瘤完整切除了。他的家属们原来都已经做好了最坏的心理准备，一听到手术成功这个好消息，他的妈妈以及姐妹们兴奋地在我左右脸颊上留下了感激的吻。我们也非常地高兴：既挽救了一条生命，也得到了患者和家属的认可。

（3）种膀胱得喜糖

2000 年左右，我收治了一位 12 岁的小女孩。当时，她非常地痛苦。因为她反复得膀胱结石、膀胱感染合并膀胱阴道瘘。她在 5 岁时就在省外某医院做了永久性膀胱造瘘，腹部全是疤痕。当时来我们医院就诊，结石又已经如鹅蛋大小。经过反复地考虑，我为她施行了膀胱阴道瘘修补术、肠膀胱扩大术、尿道狭窄切开手术。手术很成功，小女孩手术后恢复也非常好。2021 年，她已经结婚，并且准备孕育新的生命。她还特意给我送来两斤喜糖。

（4）腹主动脉阻断，降维打击盆腔肿瘤

2009 年，我收治了一名盆腔巨大肿瘤患者。他的肿瘤直径在 25 厘米左右，与盆壁没有任何缝隙。下腹壁静脉曲张如蚯蚓样。当时，下腹正中切口进去后，每切一点都立即会有许多出血，都需要缝扎止血。下腹部切口完成，出血量已经达到 800 毫升。接着，我们果断改变策略，先直接游离腹主动脉，予以完全阻断。再将整个肿瘤完整切除，这个过程出血量只有 700 毫升。手术结束后，我们重新开放其腹主动脉。最终，患者顺利康复出院。可见，腹主动脉阻断对很多手术有非常大的帮助，尤其适用于盆腔巨大肿瘤的切除。

（5）最大的肾肿瘤

2014 年，我接收了一名有巨大右肾肿瘤（长径达 45 厘米）的患者。其肾下极到达盆腔，上极把右侧肺也压扁了。在此之前 3 年内，其先后到几家大医院就诊，均未能得以成功治疗。患者非常地痛苦。我们经过一个半小时的努力，把这个巨大的肾肿瘤切除了。尽管后来也有出血，但是很快就被止住了，这名患者至今也已经存活了 8 年。

采访组:在专业上对您影响最大的人是谁? 您与学科哪位前辈或同仁接触得比较多,他是怎样的人?

蔡松良: 在我进医院的前12年,对我影响最大的是时任泌尿外科主任、医院院长杨松森教授。他对我的提携和培养是我永生难忘的。每次科室总查房时,杨老在主管医师汇报完病历后,总是点名让我分析和提出治疗方案。其他许多事情他也让我独立操作,所以对我的成长有非常大的帮助。

1979年,我考上杨松森教授的硕士研究生,副导师是魏克湘教授。他们都给了我无微不至的关怀,也给了我许多上升的空间。

1985年,我考上吴阶平院士的博士研究生。吴老是中国医学科学院院长、中华医学会会长,也是新中国泌尿外科的奠基人。他在医学上做出众多杰出贡献,在政治上高瞻远瞩、洞察一切,是具有大智慧的人。仅举一例:20世纪60年代,某国政要患病,英、美、法的众多专家认定他的左肾无功能,需要手术切除。吴老一看,发现左肾功能其实是良好的,是造影摄片时造影剂快速通过的激诺现象。两星期后复查,吴老让造影摄片提前两分钟,结果左肾功能"恢复"良好。

在我就读博士期间,吴老待我如儿女般,常常带我回他家吃饭,还给我买了当时仍然昂贵的自行车。无论在生活上,还是在学习上,吴老都给予了我很大的帮助,在学习上给予的指导尤其使我脑洞大开,他就如灯塔般指引我前进。

采访组:您认为现在的年轻医生怎样做才能成为一名优秀的医生?

蔡松良: 选择医师这个职业,就注定要辛苦一辈子。而要成为一名真正的良医,更是着实不易。

能为良医,需要5个条件。

(1)苍鹰样的眼睛:能迅速参透玄机,抓住本质,作出正确应对。

(2)雄狮样的心:别人会的,我全会;别人不行的,我也得行。

(3)慈悲的胸怀:视救苦救难为己任,以帮助患者解决病痛为天职。

(4)强健的体魄:耐饥耐渴,永远精力充沛。

(5)灵巧的双手:有熟练的技巧,可以完成任何高难度手术。

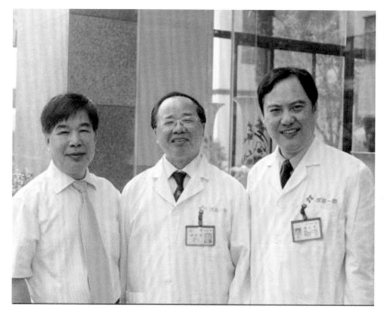

2017 年，蔡松良教授（左）与陈昭典教授（中）、谢立平教授（右）合影

采访组：蒋鹏、何庆伟、陈燕

浙大一院耳鼻咽喉科创始人 汪审清

汪审清,1949 年 11 月出生于浙江省宁波市,耳鼻咽喉头颈外科领域专家;主任医师;浙江大学医学院附属第一医院终身教授。1973 年毕业于浙江医科大学。浙江省医学会耳鼻咽头颈外科分会名誉主任委员,浙江省中西医结合学会耳鼻咽喉头颈外科分会顾问,浙江省抗癌协会头颈肿瘤专业委员会顾问。曾任浙江大学附属第一医院耳

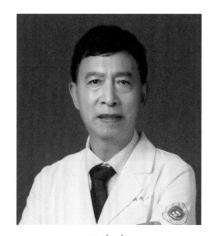

汪审清

鼻咽喉科主任,浙江大学医学院临床医学一系耳鼻咽喉科教研室主任。中华医学会耳鼻咽喉—头颈外科分会第八届、第九届全国委员,浙江省医学会耳鼻咽分会第八届主任委员、第九届前任主任委员,浙江省医学会第七届常务理事。《中华耳鼻咽喉-头颈外科杂志》等十余种国内主要专业、综合期刊编委/审稿人。2012 年,由浙江省医学会授予医学杰出贡献奖。获得省部级科学技术进步奖 2 项,在各类杂志上发表论文 70余篇。

采访组：当年求学时期，您印象最深刻的经历是什么？

汪审清：1970年，我进入浙江医科大学学习。当时，学校百废待兴。我怀着对医学的神秘感及对未来的憧憬，逐渐对医学产生了浓厚的兴趣。在学生时代，我有幸领略了各位医学大师的风采，当时上课、下乡、实习等都由一大批声望很高的老师带领。至今令我印象深刻的老师有马亦林、黄元伟、黄德瞻、石志谦、张翔龙、朱焱、钱可大、吴佩娟、陈莲芬、蔡佩云、裴克文、欧雁航等名家。在那个年代，师生同吃同住，面对面传授知识，师家高尚的人格及精湛的医术熏陶，言传身教，对我以后从医历程产生了极大的影响。在近50年的行医历程中，我时刻铭记老师们当年的教诲。他们对医学孜孜不倦的追求、高尚的医德医风、一丝不苟的临床工作态度都深深地烙在我心中。当年的老师们现今都年事已高，有多位已经离开我们。师恩难忘，祝健在的老师们健康长寿。

采访组：您是 1973 年进入医院工作的，从医近 50 年，请您谈谈自己的感想。

汪审清：1973年毕业后，我非常幸运地进入了浙江医科大学附属第一医院，即现在的浙大一院。这家医院由浙江大学老校长竺可桢教授在1947年创办，王季午教授担任第一任院长。在我入院时，全院只有500多名员工，400来张床位，但这已是一所当时在全国享有一定声誉的浙江省著名医院。医院聚集了一大批在全国享有盛誉的教授，比如内科王季午教授、血液科郁知非教授、眼科姜心曼、吴燮灿教授、胸外科石华玉教授、泌尿外科杨松森教授等，高山仰止。正是在这些著名教授创立的"严谨求实"院训的引领下，医院一代一代传承鼎新、人才辈出。我经历了医院近50年的发展，深深地感受到一个单位只有具备优良文化基因，才能推动持续发展。浙大一院75年的发展历程印证了这一点。

采访组：您对浙大一院"严谨求实"的院训怎么理解？

汪审清：我们说浙大一院的院训是"严谨求实"。"严谨求实"是什么？"严谨求实"不是一个抽象的概念，它有非常深刻的内涵，并且在实际工作中有具体的体现。我进医院时，当时没有现在的规培制度，但医院有新入院医生临床轮转制度,时间一般为 2 年。这 2 年时间给每位医师的从医生涯打下了坚实的基础。例如:当时内科三病区设有专门简单的实验室,住院轮转医师自己动手做三大常规,床边心电图检查均由住院轮转医师完成,腰穿、腰麻、静脉切开等在轮转期间均要学会独立操作。外科轮转时,一般能在老师指导下独立完成阑尾手术,我在外科轮转结束时完成一例胃大部切除术。上级医生查房时,住院医师汇报病情时不能翻病历,所有患者资料包括每次心电图、化验指标等都要口头汇报,不允许有错,这就要求住院医师对自己经管患者的情况了如指掌。这一切就是浙大一院"严谨求实"院训在日常医疗工作中的体现。

采访组:请您谈谈耳鼻喉学科的创建情况。在学科创建过程中,您是如何开展工作的?

汪审清:1973 年 6 月我来到医院,当时被分配至放射科工作了 2 年。后来,由于我白细胞计数持续下降,所以于 1975 年调离放射科。医院决定重新建立耳鼻喉科。这还得从耳鼻喉科历史说起。1947 年浙江大学附属医院成立之时,耳鼻喉科是当时的六大学科之一。但 1957 年浙江医学院院系调整后,耳鼻喉学科整体调整至浙江医学院附属第二医院。直到 1966 年,黄荣基医师调来浙江医学院附属第一医院,开展耳鼻喉科门诊工作。1975年,医院领导决定重新建立耳鼻喉科,我刚好从放射科出来,院领导找我谈话,希望我开建学科。当时本院并无此学科,我对该学科也一无所知,犹豫了很久。众多老师们得知这一消息后,纷纷鼓励我。在这种情况下,我先外出进

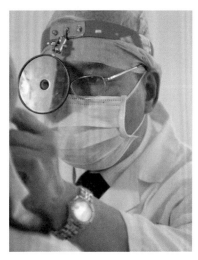

工作照

修耳鼻喉科,这过程持续近 3 年,直至 1978 年回医院建科。在建科过程中,一定会遇到很多困难,例如人员、病房、器械设备等,耳鼻喉科属于外科科室,外科疾病很多要通过手术解决,手术必须住院,所以需要床位。

当时医院规模小，要挤出床位很困难。在此，我非常感谢眼科潘松扬主任，他知道此事后马上答应从眼科、痔科病房中给我科一间病房3张床位。就这样，我上午门诊、下午手术换药，学科的雏形从此形成。当年为了追上省内老大学科，我努力创造条件，开展各类手术。例如，当年喉癌手术几乎均在兄弟医院，为了推动学科发展，我做本院第一例喉癌手术时，因眼科病房不具备条件，故只能与肿瘤科陈亦南护士长商量，手术后将患者暂放在他们病房。我在手术后几天内，每天晚上放一张行军床陪伴在病房，细心观察和照料术后患者。1980年郑伦宪主任来科，1981年张振华主任来科，耳鼻喉科逐渐开启快速发展的历程。

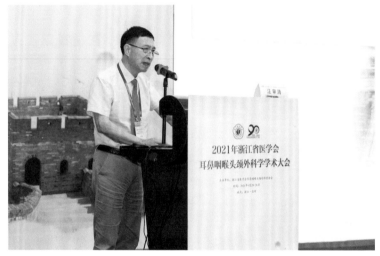

2021年，浙江省医学会耳鼻咽喉头颈外科学学术大会

采访组：您怎么理解医院平台与学科及个人发展的关系？

汪审清：当年浙江省内、杭州市同行都不知道浙一有耳鼻喉科，我本人从不知名的小辈，第一次将省医学会耳鼻喉科分会主任委员职务从传统优势医院那里接过来，到现在延续到周水洪主任。发展到今天，学科形成了以鼻科、耳科、咽喉头颈外科为鲜明特色的亚专科发展方向，是硕士、博士研究生招生单位，也是目前浙江省耳鼻喉科唯一的医学支撑学科。学科及我个人的发展有赖于医院整体发展。大学附属医院这样的平台在医教研各方面都具有先天性优势，因为在这里有一大批学识渊博的教授、良好的科研氛围、严格的临床技能训练，这些优势可以更好地促进学科及个人的快速发展。好的平台可以促进学科和个人的发展。希望后辈同道们珍惜浙大一院这个平台。当然有好的平台，也少不了个人的努力。

医院刚建科时，科内人少，总共只有 5 位医生，大多数医生刚毕业无法独立值班，眼科病房护士不同意收我们的患者，因为她们不熟悉耳鼻喉科患者术后处理，一旦发生情况，晚上无人值班会出事。当年通讯没有现在这么发达，为了学科发展，我只能与医院商量，从病房拉一条电铃线路至我的宿舍，装一个电铃，病房护士有事就打铃叫我。这种状况从 1978 年一直持续到 1984 年搬入新病房，我从不厌倦、乐此不疲。医院内所有与耳鼻喉科相关的会诊、急诊大多我一人承担，不分昼夜，随叫随到。后来，医院为我配备了 BB 机，只要 BB 机一响，不管在院内院外，一定是医疗上事情，我都得急急忙忙赶回医院。记得有一年国庆节，我与朋友在城隍山上赏灯，BB 机一响我立即赶回医院，做了一台急诊气管异物手术。当年，因为儿童医院尚无耳鼻喉科，所以气管异物患者多数送浙大一院等综合性医院。我们科有气管异物患者，不管白天黑夜，每一例我都到场参加抢救。

采访组：专业上对您影响最大的人是谁？

汪审清：我在这里特别怀念已经离开我的老师郑伦宪主任，他严谨治学的作风让我终身受用；也怀念王辉萼教授，当年给予我很多帮助，很多手术是在王教授的指导下完成的，特别要指出的是当年他们都是无私奉献，无一分报酬的。

采访组：您对浙大一院有何期望？

汪审清：浙大一院培养了我，我也把毕生精力奉献给了浙大一院，感恩医院。50 年来，我见证了医院以及我们耳鼻喉科的快速发展历程，人才辈出，一代胜过一代。古稀之年的我深感自豪，祝愿医院以及学科发展得越来越好。

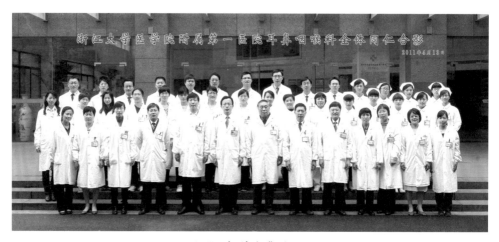

2011年科室集体照

采访组：刘永才、王晶晶

肝移植领域的领军人 | 郑树森

郑树森，1950年1月出生于浙江省衢州市，我国著名肝胆胰外科、器官移植专家；中国工程院院士，教授，主任医师，博士生导师，法国国家医学科学院外籍院士；浙江大学医学院附属第一医院终身教授。1973年毕业于浙江医科大学。曾任浙江大学医学院附属第一医院院长，现任浙江大学学术委员会副主任、浙江大学器官移植研究所所长，国家卫生健康委多器官联合移植研究重点实验室主

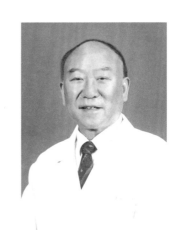

郑树森

任，中国肝移植注册中心（China Liver Transplant Registry，CLTR）科学委员会主席，国家肝脏移植质控中心主任，中华医学会副会长，中国医师协会器官移植医师分会会长，国际活体肝移植执行委员会委员，国际肝胆胰协会委员。在器官移植和肝胆胰外科领域成绩卓著，是中国第二次肝移植浪潮的推动者之一。在国际上首次提出肝癌肝移植受者选择的"杭州标准"。担任器官移植领域"973"计划首席科学家并主持国家科技重大专项等，连续三轮获得国家自然科学基金创新研究群体。荣获国家

科学技术进步奖特等奖 1 项、一等奖 1 项、创新团队奖 1 项、二等奖 2 项，何梁何利基金"科学与技术进步奖"，浙江省科学技术重大贡献奖，浙江省科学技术进步一等奖 7 项。主编教育部规划《外科学》五年制、八年制及专升本教材，主编《肝脏移植》《胰腺移植》《肝脏移植围手术期处理》等专著，在 *Nature，Gut，Journal of Hepatology，American Journal of Transplantation* 等国际著名 SCI 期刊发表论文 900 余篇，创办并主编国内首本肝胆胰疾病领域的 SCI 收录的英文杂志 *Hepatobiliary & Pancreatic Diseases International*（HBPD INT），主编《中华移植杂志》（电子版）。荣获"全国先进工作者""国家级有突出贡献的中青年专家""全国优秀留学回国人员""全国优秀院长""浙江省医师终身成就奖"等荣誉称号，是中国器官移植及多器官联合移植的开拓者和领头人。

奋力开拓器官移植事业

采访组:您是哪一年来到医院的?

郑树森:1973 年,我从浙江医科大学毕业,进入医院工作,从此开启了外科医生的职业生涯。

采访组:是什么触动您决定继续深造的?

郑树森:1978 年发生的一件事对我触动颇深。当时,医院接收了一名患有胆道疾病的台湾同胞,院内医生束手无策,只能从上海邀请医生来做手术。这让我意识到,浙江的外科技术与北京、上海相比还相差甚远,难道以后遇到疑难杂症患者,都要从省外请专家来帮忙吗?因此,我立志要为改变附属一院的外科水平而努力,于是又开始漫长的求学历程。

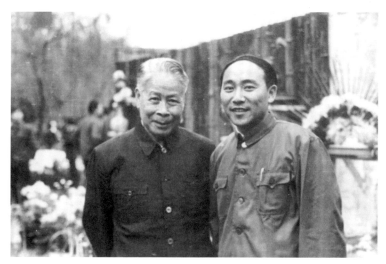

郑树森院士和他的老师——外科学创始人、著名外科专家黄德瞻教授合影

1983 年,我在浙江医科大学攻读普外科硕士学位,师从德高望重的黄德瞻教授。1986 年硕士毕业后,为了继续攻克肝胆胰疑难杂症,我又到华西医科大学攻读肝胆胰外科博士学位,师从我国著名的肝胆胰外科

专家吴和光教授。硕士研究生和博士研究生的 6 年时光，是我人生最重要的转折之一。为了更好地提升自己，我于 1990 年作为高级访问学者到香港大学进修。

采访组：请谈谈您在香港进修时印象最深刻的移植病例。

郑树森：1990 年，我获得了香港大学美国中华医学基金会（China Medical Board，CMB）资助的奖学金，在香港大学继续做肝胆胰外科、肝移植的研究。我整天泡在实验室里，用动物做肝脏移植实验，经常一个星期都不迈出实验室大门。这段经历奠定了我全面扎实的研究和临床基础。1991 年 10 月，我作为主要手术者之一，与范上达教授一起开展了香港首例人体原位肝移植手术。这个手术在当时轰动了香港，被列为当年香港十大新闻之一。

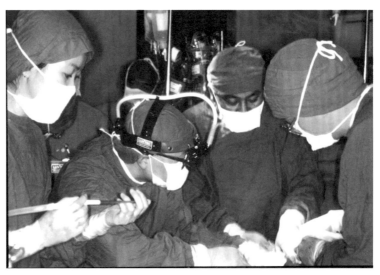

1991 年，郑树森作为主要助手完成香港首例原位肝移植手术

采访组：您是如何开展移植学科工作的？做了哪些创新？

郑树森：1993 年 4 月 29 日，我回到浙医一院，组建肝移植团队，主刀完成了第一例肝癌患者肝移植手术。这场手术备受行业关注，难度非常大，这是浙江省首例肝移植手术，不仅开启了浙江省肝移植的历史进程，而且由此也推动了中国肝移植的第二次浪潮。

2008年，我在国际上首创包含肝癌生物学特性和病理学特征的肝癌肝移植"杭州标准"，安全有效地拓展了"米兰标准"，增加了51.5％的肝癌肝移植受益人群，突破了原有标准对肿瘤大小等形态学指标的严格限制，标志着肝癌肝移植选择标准的重要分水岭，其应用价值获国际学术界广泛认可，代表着肝癌肝移植标准发展的最前沿方向。

在长期的医疗实践中，我不断创新外科理念和技术，建立了活体肝移植技术创新体系，创建不含肝中静脉的右半肝成人活体肝移植术式，提出了V、Ⅷ段肝静脉重建的新标准，在国际上率先提出低剂量HBIG联合拉米夫定预防肝移植术后乙肝复发新方案。我们向国内知名医院进行技术辐射和指导。此外，我们率先把中国的肝移植技术推广至全世界。我带领中国肝移植团队成功开展印度尼西亚首5例活体肝移植手术，开创了印度尼西亚肝移植成功的范例，为当地培养了一支肝移植专家队伍。我还赴美国加利福尼亚大学洛杉矶分校讲授肝移植的中国技术，被美国加利福尼亚大学洛杉矶分校授予"杰出教授"的最高教授头衔；我还向澳大利亚直播示教活体肝移植手术。这些都成为移植外交的典范，彰显了我国肝移植的国际学术地位。

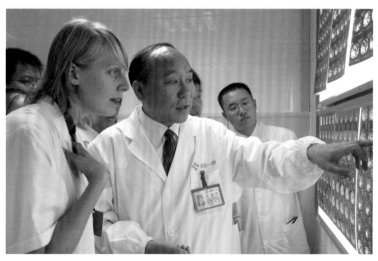

郑树森院士指导学生临床工作

在我的带领下,我们以提高终末期肝病诊治水平、降低重症肝病患者死亡率为目标,通过协同创新和集成攻关,最终实现了终末期肝病诊治的理论创新和技术突破,成功破解了重症肝病高病死率这一国际医学难题,救治了数以万计的重症肝病患者。我领衔的浙大一院"终末期肝病综合诊治创新团队"荣获国家科学技术进步奖创新团队奖。

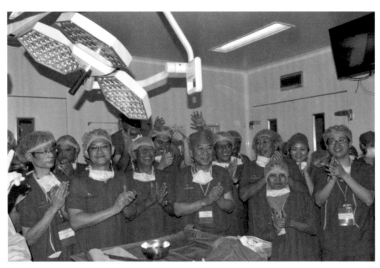

带领中国肝移植团队赴印度尼西亚成功开展活体肝移植手术

采访组:请问您已经开展了多少例肝移植手术?

郑树森:迄今为止,我已成功开展 4000 多例肝移植手术,其中最小的患者是出生只有 106 天的小婴儿,年龄最大的有 70 多岁。在胰肾联合移植、肝肾联合移植等方面,我们也取得了重大成功,为无数患者带来生的希望。

严谨求实,传道授业,甘为人梯

采访组:从医数十年以来,作为一名良师,您是如何培养学生的?

郑树森:我培养了一大批肝胆胰外科、器官移植的人才,他们遍布全国各地,许多已有非凡的成就。在学生培养方面,我重视对学生人品的塑造，注重对其独立工作能力和科研能力的培养。我也不会因自己工作繁忙而忽视基本教学，始终兢兢业业，承担着从本科生到博士生的繁重授课任务。在科研工作上，我始终要求团队要牢固树立科学道德观，诚实守信。

除课堂知识的传授外，我还会将思政融于教学之中，并注重人文素养的培养。平时我喜欢读读历史，听听婺剧，练练书法，通过这些跟学生们强调要学习和继承中华优良的文化传统。我对学生最常说的一句话就是"用最好的年华、最好的技术去挽救患者"。

锐意改革，开创医院发展新篇章

采访组： 作为医院管理者，你是如何创新发展医院的？

郑树森： 1997 年开始，我担任附属一院院长。在任的 18 年，我始终坚持以肝移植为突破口，用高科技引领医学前沿，带动医院全面快速发展，使医院综合实力日益提升。在学科发展方面，我们突破了以往单学科发展的定势，呈现从单学科到学科群发展的良好态势，新增传染病诊治国家重点实验室，内科学（传染病）、外科学（普外）跻身国家重点学科，并获得了普通外科、器官移植等 22 个国家临床重点专科。在教育部学科评估中，浙江大学医学院临床医学被评为全国 A＋学科。在人才队伍建设方面，我们建立了培育、聚集人才的机制，并营造良好氛围，形成以院士为首的素质高、技术精的人才队伍。在科研方面，我们融合基础研究与临床科研，使医院有能力和实力承担众多国家级重大课题项目。科研到位经费从 1997 年的 80 万元上升到 2010 年的 2.49 亿元，医院成为浙江大学首个年度科研经费超亿元的附属医院，并且连续 8 年进入"全国医疗机构 SCI 收录前 10 强"。在 2015 年度中国医院科技影响力排行榜中，传染病学位列全国第一位，普通外科学位列全国第二位，综合排名位列全国第五位，充分展现了浙大一院在全国的领军地位。

2013 年春，我国突发不明原因呼吸道传染病，患者病情凶险，病死率超过 30％。我作为浙大一院院长，调度全院医疗力量团队作战，每天组织疑难危重患者病例讨论，亲自坐镇指挥，夜以继日地奋斗在抗击疫情一线。另外，我们在 H7N9 禽流感防御治疗方面取得的系列重大创新和技术突破也得到了国际社会的高度评价。"以防控人感染 H7N9 禽流感为代表的新发传染病防治体系重大创新和技术突破"项目获得国家科学技术进步奖特等奖。这是自国家科学技术进步奖设立以来，我国医药卫生行业、教育行业"零的突破"。

在我的强力推动下，浙大一院深化卫生改革、创新管理模式，推进信息化建设方面的积极探索，成效显著。2010 年，我在国务院医改工作专家座谈会上就"推进医院信息化建设、构建省市县乡医疗服务网络、深化公立医院改革"等方面工作进行了深入系统的阐述，建言献策，引起与会领导和专家的高度重视。浙大一院成为我国最早开展信息化建设的单位，在卫生部组织的医院数字化建设综合评分中名列第一位，被授予"卫生部数字化试点示范医院"的称号。我们与省内外 70 余家医院建立多种形式的医疗协作关系，在全国乃至全球推广以远程会诊、双向转诊为特色的新型服务模式，实现资源共享，在援非、抗震救灾、抗击"非典"、甲流防控、援藏、援疆等中发挥积极的作用，彰显"国家队"医院的担当。

采访组：金丽娜、赵中帅、郑鑫红

献身影像医学，无悔浙一人生

许顺良

许顺良，1951年10月出生于浙江省杭州市，放射诊断专家；主任医师，硕士生导师；浙江大学医学院附属第一医院终身教授。1973年毕业于浙江医科大学。曾任浙江大学医学院附属第一医院放射科主任、医学一系影像学教研室主任、中华放射学会全国委员、浙江省医学会放射分会主任委员、浙江省医学会理事、浙江省检察院法医学鉴定医学顾问、浙江省公安人身伤害医学鉴定专家、浙江省国产大

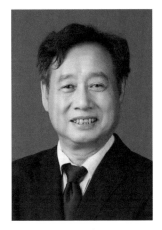

许顺良

型医疗设备推广专家委员会主任委员等。曾任《中国医学影像技术》《临床放射学》《浙江大学学报（医学版）》《放射学实践》《浙江医学》《浙江实用医学杂志》《全科医学临床与教育》等专业期刊编委。主持和参与国家自然科学基金及省厅级课题多项，发表国际及国内核心期刊论文20余篇。

采访组：您是怎样走上从医道路的？

许顺良：1968年，我作为知识青年上山下乡。那时公社有省市医疗队下乡为农民看病治疗，查螺灭螺，消灭血吸虫病。全公社选派一批优秀青年，我是其中一员，由医疗队专门组织培训后，再送到县级医院临床实践半年，算是一名基本合格的"全科医生"，担负起一个生产大队的基本医疗服务，全天候待命，为广大社员提供各种初级医疗服务。1970年初，我被抽调到公社卫生院山区的一个医疗点工作，从此走上了从医道路。

1970年，大学开始恢复招生。我因在医疗队的突出表现，被推荐保送到浙江医科大学就读，开始系统地学习医学专业知识，从一名"赤脚医生"成为一名真正的医学生。当时的浙江医科大学虽然教学条件简陋，但学员们大多来自基层农村和工厂，非常珍惜来之不易的学习机会，学习氛围十分浓厚。在浙江医科大学的系统学习，为我此后50余年的从医生涯打下了良好的理论基础。

采访组：您是哪年进入浙医一院工作的，能否谈谈当时医院和放射科的情况？

许顺良：1973年，我从浙江医科大学医疗系毕业后，即被分配到浙医一院放射科工作，当时医院名为浙江医科大学附属第一医院。医院由原浙江大学校长竺可桢于1947年亲自创建，始名"浙大医院"，由我国著名传染病学家王季午教授担任首任院长，历经70余年风雨，目前已发展成为一所声誉卓著的一流医院。我自20世纪70年代初加入浙医一院后，便与其结下不解之缘，历经50余年始终未离开医院，可以说一生的职业生涯基本是在浙一度过的。

在我入院之时，医院自从创始之初经过近30年的发展，已经成为具有完备科室体系的综合性医院。我分配到浙医一院后，先在临床各科室轮转了1年，最后回到放射科工作。从此，我就将自己的一生投入医学影像的临床、教学和科研工作中。

浙医一院的放射科始建于1947年，由我国著名的放射学家张发初担任首任科主任。张发初毕业于原北平协和医学院，后于美国州立纽约大学获医学博士学位，是我国最早的临床放射学专家之一。我进入放射科后，即全身心投入科室的各项工作之中。当时的放射科虽然设备相对简陋，仅有数台简易 X 线机，但在时任科主任裴敏芗的领导下，除常规的 X 线检查外，还开展了当时国内首创的钡胶浆支气管造影术，以及不加压的静脉肾盂造影、直线体层摄影等工作。

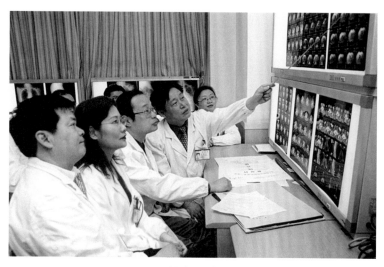

影像阅片

20 世纪 70 年代末，我国的科学事业迎来了一个充满生机的"春天"，广大的医务人员也积极投身于医学研究的热潮，推动着我国医学事业迈向新的高峰。1978 年，我受组织委派参加了浙江省大肠癌普查工作，在裴敏芗主任的带领下开展结肠气钡双重造影筛查结肠癌工作。我们在浙江海宁蹲点，积累了 700 余例病例，对结肠癌的造影表现进行深入研究，将相关成果在浙江省第一次放射学年会上进行介绍并在全省推广应用。1980 年，章熙道主任组织放射科参加全国胃肠协作组，对浙江省胃癌高发区病因进行调查研究，首创"三片法"胃双重对比造影进行胃癌普查。将造影检查结果与内窥镜手术病理对照，并对疑似病例进行 3～5 年随访。我和放射科同事们定期赴舟山市岱山县开展此项工作，坚持了近 8 年，取得了一定的成果。1986 年，该项工作成果——"浙江省岱山县胃癌调查及病因学研究"荣获浙江省科学技术进步奖三等奖。

1984 年，浙医一院放射科引进了大型心血管造影 X 线机和 DSA。

在我国介入放射学的先驱之一、浙江省人民医院刘志江教授的帮助和指导下，我院在浙江省内较早开展了冠状动脉 DSA 检查和二尖瓣狭窄球囊扩张等放射介入新技术。后又逐渐开展肝癌、肺癌介入治疗和 TIPPS 等工作。1985—1991 年，浙医一院总共做了 1031 人次的各种心血管造影、冠状动脉造影、肝癌插管化疗，发表了 10 余篇放射介入相关论文。到 2000 年，科室又一度成立了放射介入门诊和放射介入病房，在开展各种肿瘤介入治疗的同时，又相继开展了胆道出血及大咯血的栓塞治疗、脑动脉瘤弹簧圈栓塞治疗、头颈部动静脉瘘栓塞治疗、胆管狭窄或梗阻经皮穿刺胆道引流术等介入新技术。放射介入手术的开展，结束了放射科长期处于医技辅助科室的地位，形成了内科、外科及放射介入三大治疗体系的临床医学，放射学也开始更名为医学影像学。

采访组：您于 1997 年即开始担任浙医一院放射科主任，在 10 余年的科主任工作中有什么感悟？

许顺良：我于 1973 年进入浙医一院工作，到 1997 年开始担任医院放射科主任时已在医院工作了 20 余年。20 多年的临床一线工作，见证了医院的不断发展，也积累了一定的临床经验。1988 年，我被医院选派至上海医科大学附属中山医院进修 1 年。1990 年又赴日本京都国立医院学习。外派进修学习开阔了视野，加上长期一线工作的积累和不断的知识更新，我逐渐成为一名经验较丰富的临床放射医师，特别在消化、心脏及大血管、五官疾病的放射诊断方面有一定的心得。1997 年，医院任命我为放射科主任，既是对我工作的肯定，也是将更重的担子压在了我的肩上。在任职科主任期间，我团结科室全体成员，励精图治，推动浙一放射科在医疗、科研及教学等方面取得一定成绩。2012 年，我又被医院聘为终身教授，这是对我个人工作的肯定，也是科室的荣誉。

一个团队要想获得发展，最重要的是团队成员团结协作，如何将高学历、高素质的团队成员凝聚起来，为共同的发展目标努力，是我作为科主任一直在思考的问题。会诊读片制度是我国放射学界长期坚持的一项传统，大家坐在一起讨论，既能集思广益，使疑难病例获得更为准确的影像诊断，也是一种经验传承，让年轻医生得以快速成长。每天早晨的疑难病例会诊读片是我院放射科雷打不动的规矩。我只要不出差、不开会，早上一定会准时出现在放射科的读片室，与科室同事一道读片分析。各位科主任和高年资老师扎实的影像功底、广博的医学知识和幽默风趣的语言，让放射科每天的疑难病例会诊读片既严谨认真又生动活泼。正是因为科室各位领导坚持身先士卒，从我做起，所以浙一放射科长期以来形成了不畏困难、勤奋工作、团结和谐的良好工作氛围。

学科要发展，需要不断汇入新鲜血液。作为一所教学医院，在解放初期即与浙大其他附属医院共同组建了放射学教研组。后教研组先后撤回至各自医院，分别承担浙江医科大学历届本科生和实习生的教学工作。1988年，浙医一院放射科被批准为影像医学与核医学硕士研究生点，2002年又获批博士点。2002年，我被浙江大学聘为硕士研究生导师，并先后为浙江放射学界培养了多名骨干力量。而对年轻医生的培养，也是我担任科主任后一直坚持的重点工作之一。科室一方面鼓励大家不断学习，攻读学位；另一方面想方设法创造条件，将年轻医生送到国内外一流的大学和医院学习和培训。近20年来，放射科先后派出十余名医生分别赴美国、英国、德国、奥地利及国内一些大学和医院进修学习。他们学成回来后，不仅带回先进的医疗技术和服务理念，而且也使浙大一院放射科逐渐接轨国际先进水平。

改革开放后，浙一放射科和省内其他兄弟医院科室一起迅猛发展，但事业的长久发展需要源源不断的新生力量和接班人。2013年7月，我科全职引进了比利时鲁汶大学博士、英国利兹大学访问学者陈峰。陈峰回国后即受聘为浙大一院主任医师、浙江大学博士生导师。2015年8月，我把科室领导的重担交到了陈峰主任手上。虽然从科主任的位置上退了下来，但作为医院的终身教授，我坚持临床一线工作，用毕生所学服务患者仍是我义不容辞的责任，也是我人生的追求和兴趣所在。

采访组：成为浙一放射科主任后，您又担任了浙江省医学会放射学分会主任委员，您在主持学会工作期间，主要做了哪些工作？

许顺良：2010年7月，浙江省放射学学术年会在金华召开。在这次会议上，我当选为浙江省医学会放射学分会第八届委员会主任委员。浙江省医学会放射学分会的前身为1951年成立的中华医学会放射学杭州分会,是全国最早成立的放射学分会之一,首任主任委员为我国知名临床放射学家张发初教授。在历任主任委员张发初、裘敏芗、汤钧、刘子江、章士正等教授的带领下,浙江省医学会放射学分会逐步壮大,成为团结全省放射学工作者、促进学术交流与合作、推动我省放射学事业发展的中坚力量。自加入浙江省医学会放射学分会后,我一直热心参加学会各项工作,尤其是与前任主任委员章士正教授配合,为推动浙江省放射学各项事业的发展不遗余力。

2010年担任浙江省医学会放射学分会主任委员后,我深感责任更加重大,便全身心地投入学会的各项工作之中。在医学影像学向着数字化、网络化和智能化发展的新时代,我们传承老一辈放射学家的优良传统,积极推动放射学科的专业化发展,积极推动临床与影像多学科融合与交叉,在学术活动、组织建设、对外交流及业务培训等方面做了大量工作。在我担任主任委员的4年时间里,浙江省放射学分会分别在金华、杭州、上虞和宁波召开学术年会,参会人数和投稿数量每年递增,至2014年投稿数量达320篇。2011年,正值浙江省放射学分会成立60周年庆典,我们组织学会工作人员收集了大量的历史资料,以影像视频的方式成功地展现了浙江省医学会放射学分会追梦60年经历,对曾经担任过主任委员、副主任委员、顾问的专家进行表彰,极大地鼓舞了全省的放射学工作者。2013年6月,浙江省医学会放射学分会协助中华医学会放射学分会在杭州举办了第十三届全国磁共振学术大会暨海外华人磁共振论坛,扩大了浙江省医学会放射学分会在国内外的影响力。在章士正、章熙道等老专家的倡议和支持下,浙江省医学会放射学分会每月组织召开疑难读片会。读片会内容丰富,包括神经、头颈部、胸部、腹部、骨肌、妇幼、介入、老年病和综合影像诊断等方面。为了进一步激发大家的学习积极性,我提议采取有奖读片的形式,使读片会更加生动活泼,受到广大年轻医生和进修学员的欢迎。

近20年来,我国放射学事业突飞猛进,学科飞速发展,已经形成包括常规X线、CT、MRI以及介入放射学的完整学科体系。为了顺应学科的发展,根据浙江省医学会放射学分会的组织章程,我与分会同事们自2011年起规划与筹建,于2012年及2013年先后成立了浙江省医学会放射学分会放射介入学组、放射技术学组及青年委员会,并民主选举产生了各学组正副组长、青年委员会的副主任委员。各学组和青年委员会的成立，使浙江省医学会放射学分会更加细分化、专业化，真正成为团结省内放射学工作者、激励青年医生、推动学科发展的学术组织。

由于历史的原因和机器设备等现实条件的限制，我国医学影像的地域发展极不平衡。在担任浙江省医学会放射学分会主任委员后，我决心推动发展相对落后地区的学科发展，尤其是推动国产大型医学影像设备在基层医疗单位的应用。我们组织分会专家多次赴省内的遂昌、龙泉、岱山以及贵州省等地帮扶交流，促进当地学科的发展。2014年，浙江大学在义乌开办了第一所异地附属医院——浙江大学医学院附属第四医院（简称浙四医院）。我受委托亲自担任浙四医院放射科的学科带头人，定期赴医院指导工作，并选派浙大一院放射科骨干医生支援，使年轻的浙四医院放射科迅速发展至浙中地区领先水平。

2014年，我卸任浙江省医学会放射学分会第八届委员会主任委员职务，将引领我省放射学分会发展的大旗交到浙江省人民医院袁建华主任手上。虽然从学会领导位置上退了下来，但我仍然十分关心学会的发展，与章士正、章熙道等浙江省放射学界老专家一道，不遗余力地为学会的各项工作贡献着力量。

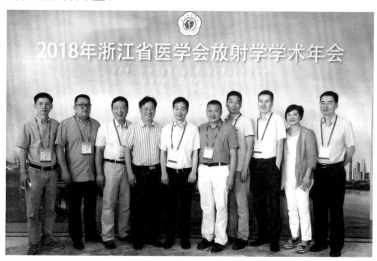

2018年浙江省医学会放射学学术年会

采访组：阮凌翔、周华

与医学院创新发展同行 | 陈智

陈智，1956年9月出生于浙江省杭州市，教授。1983年毕业于浙江医科大学。曾任浙江大学医学院党委书记、常务副院长，浙江大学医学院附属邵逸夫医院党委书记、副院长，浙江大学传染病研究所所长，中华医学会肝脏病学分会副主任委员等职务。现任传染病诊治国家重点实验室管理委员会副主任，浙江大学医学院卫生政策与医院管理研究中心主任，浙江省医师协会人文医学专业委员会主任委员。著有

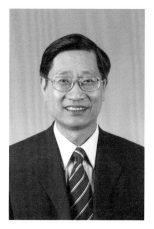

陈智

《人类病毒性疾病》《临床微生物学》等专著。获国家科学技术进步奖一等奖、浙江省科学技术进步奖一、二等奖、第十届吴阶平医学研究奖——保罗·杨森药学研究奖一等奖、全国优秀科技工作者、教育部骨干教师、浙江省优秀党务工作者等多项荣誉。享受国务院政府特殊津贴。

良师益友　医路同行

采访组: 作为恢复高考的第二届考生,您还记得当时高考的情景吗?

陈智: 我是 1977 年恢复高考后的第二届考生。虽然时隔多年,但我依然记得高考时的情景。当年的高考是在 7 月份举行的,天气异常炎热,我所在的考场一共有 20 多个考生,考场中没有空调,监考老师搬来了许多冰块,缓解考场内的闷热。因为这是恢复高考后的第二届考试,所以竞争十分激烈。虽然已经认真复习多次,但我还是怀着紧张的心情踏入考场。所幸最终凭借着扎实的知识积累,考上了内心向往的浙江医科大学。

采访组: 您为什么学医?

陈智: 我的外祖父是医生,我十分敬佩外祖父拥有治病救人的精湛医术和高尚医德,从小目睹医生可以救死扶伤、帮助病患,受到大家的尊敬,所以在填报志愿时毫不犹豫地选择了医学,并被浙江医科大学录取。

采访组: 请谈谈您在浙江医科大学的求学经历。

陈智: 我怀着兴奋的心情,踏入了浙江医科大学的大门。在浓厚的学术氛围中,我认真学习每一门课程。我国传染病学泰斗、时任校长王季午教授等著名医学家给我留下了深刻的印象。老师们治学严谨,除授予同学们医学知识和技能外,还言传身教,让我明白了"严谨求实""大医精诚"的内涵。在求学过程中,我结识了一大批志同道合的同学和朋友,友谊延续至今。大家一起学习,共同进步,常常也会有争论。同学共同成长,多年后,大家都成为所在专业的骨干力量。

投身科研　勇攀高峰

采访组:您为什么投身传染病学?

陈智:临近毕业时,我在校园里遇到了王季午校长。王校长以自己的亲身经历跟我讲了传染病学的特殊重要性,传染病的防治不仅关系人民群众的身体健康,而且关系社会的发展,以及国家与民族的安全。我听后感触很深,毕业后便追随王校长的脚步,来到他亲自创建的浙江医科大学传染病研究所工作,并继续攻读了硕士和博士研究生。

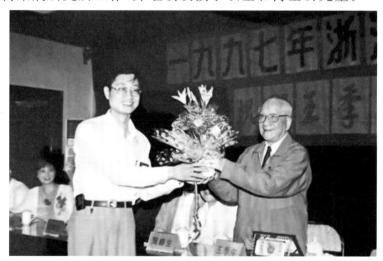

1997年6月,王季午校长90大寿暨从医从教63周年,也是王季午校长受竺可桢校长邀请来筹建浙江大学医学院及附属第一医院50周年纪念活动。陈智教授作为青年教师代表和学生向王季午校长献花

采访组:您投身科研时印象深刻的是哪位老师?

陈智:在传染病研究所工作期间,我的主要工作是科学研究。当时的研究所所长何南祥教授根据王季午校长"科研不能离开临床"的指示,安排了大量时间让我在临床工作和学习。就这样,我开始了科研与临床并行的生活。在临床工作中,马亦林教授、干梦九教授、徐丽中教授等一批著名传染病学家的指导让我受益终身。这些教授在查房时认真细致、严谨求实,对患者无微不至、亲如家人,指导学生时一丝不苟、严格要求。在他们的悉心教导下,我的临床能力不断提升,临床思维体系逐步形成。老师们对医学事业的热爱、对患者的人文关怀以及他们的高尚品德和献身精神,让我深受感染。他们都是我的人生导师,同时我也将这种对健康事业的使命感带到了自己以后的工作中。

采访组:您是哪一年到浙一的? 您到浙一的时候印象如何?

陈智: 1983 年本科毕业,我就被分配到浙江医科大学传染病研究所。当时,我就觉得浙一是一家学术氛围非常浓、底蕴非常深的医院。这里人才济济,著名专家学者众多,能够到这里来工作,感觉自己特别幸运,工作也很神圣。我决心一定要努力工作,争取能够在这里快速成长起来。

采访组:我校传染病学科的科研成果很多,您怎么看待临床、教学、科研三者之间的关系?

陈智: 我觉得临床、教学、科研三者是相辅相成、相互促进的。1991年,我成为传染病研究所副所长。科研之路是漫长而艰辛的,自担任领导职务之后,我一边埋头研究,继续在医学道路上搏击,一边肩负起研究所的管理工作,致力于创造更好的科研环境,提升研究所的整体科研水平。1996 年,我与时任所长刘克洲教授一起牵头成功申报"卫生部病毒性传染病重点实验室"。1998 年,我担任研究所所长。2002 年,又带领传染病学科评上了国家重点学科。同年,申报国家 211 工程建设项目并成功获评。

从事医学工作以来,我一直致力于研究病毒性肝炎的发病机制以及诊断治疗,负责了"十一五""十二五""十三五"国家传染病重大专项、"973"课题、国家自然科学基金及浙江省自然科学基金重点项目、浙江省科技厅重大项目等多项课题,在国内外发表研究论文 500 余篇,获国家科学技术进步奖一等奖,浙江省科学技术进步奖一、二等奖等。在这些成就面前,我依然不忘从医初心——努力为人民的健康事业做出自己的贡献。

致力教育　十载奋斗

采访组：谈谈四校合并后的任职经历，对并校后的医学院发展历程中印象深刻的人和事有哪些？

陈智：1998 年 9 月，经国务院批准，教育部决定将浙江大学、浙江医科大学等四所学校合并组建成新的浙江大学。1999 年，浙江大学医学院成立，我担任医学院科研办公室主任。2001 年，我任医学院副院长，协助负责学科建设、科学研究及科技开发工作。2002 年，我担任浙江大学医学院党委书记兼副院长，2013 年担任医学院常务副院长，直至 2017 年卸任。在 18 年的学院管理工作中，我肩负着专业和管理工作双肩挑的重任，虽然科研任务繁重，但依然兢兢业业，先后配合三位院长和各位医学院领导及全院师生，一起为医学院的发展作出努力。

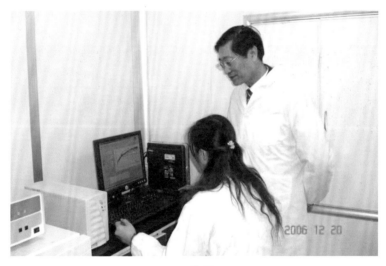

工作照

四校合并后的浙江大学医学院首任院长是神经科学家陈宜张院士，党委书记是著名的社会医学专家李鲁教授。当时医学院的教学水平在全国名列前茅，但科研水平亟待提高。陈院长找到时任科研办公室主任的我，让我每年把当年医学院发表的国家级论文装订成册留存下来。一开始，文章很少，每年只有十几篇能达到要求，因此，陈院长还亲自指导医学院的教师及干部,给大家介绍做科研及发表论文的思路和方法。在陈院长的带领下,医学院的科研工作进步很快,为后续的快速发展打下坚实的基础。

与陈院长共事期间,我深深为陈院长的优秀品质所感动。陈院长一生节俭,在浙大任职期间,时常在杭州与上海之间奔波,回上海时要把吃剩的饭菜也带回上海,一点都不浪费。他自己这样节俭,却捐出了大半生的积蓄设立"徐仁宝－陈宜张奖学金",资助家境贫寒的优秀学子。这种优秀品质是值得我们每个人学习的。

2003年,巴德年院士接任院长一职。我作为医学院党委书记兼副院长,长期配合巴院长工作。在巴院长上任时,教育部已批准了一批学校开设八年制临床医学专业,当时浙江大学医学院尚未列入其中。巴院长认为八年制临床医学教育对推动我校医学教育事业向更高层次的发展非常重要,医学院领导班子统一思想,决心一定要努力争取申办。在大家的共同努力下,教育部终于批准了在浙江大学开设八年制临床医学专业。

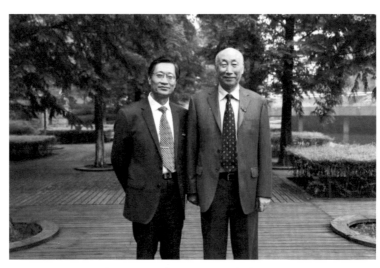

2013年7月,陈智教授与巴德年院长合影

医学教育离不开临床实践,为了进一步提升医学教育质量,提高高层次医学生的专业水平,巴院长又设计了一种全新的培养模式,让医学教育与临床深度结合,以培养出理论功底扎实、实操能力过硬的人才,即

开展临床医学博士后教育。我与医学院的有关领导和老师一起，积极制定培养方案等各项具体举措，并向国家人力资源部等有关部门汇报。人力资源部组织权威专家充分论证后，批准浙江大学医学院成为我国首家开展临床医学博士后教育的单位，培养成效十分显著。

2009年，医学院迎来新的掌门人段树民院士。我作为常务副院长配合段院长的工作。段院长上任时，医学院已经积累了良好的发展基础，为了实现进一步的突破性发展，决定从人才引育破题。时值国家和学校有许多人才计划，在段院长的带领下，医学院领导班子抢抓机遇，加大力度引进了大批优秀人才，并在医学院内部建立优越的人才引育机制和政策，开展了一系列卓越有效的工作，短期内使医学院人才队伍迅速壮大，强有力地推动了医学院的创新发展和整体提升。如今，浙江大学医学院的各项办学指标均已位列全国医学院校前列，一批又一批有志投身医学事业的人才和学子汇聚在这里工作、学习。

在全体师生的共同努力下，2016年医学院临床医学学科在国家第四轮学科评估中获得A＋的好成绩。

采访组：对浙大一院，对浙大医学生，您有哪些寄语和期待？

陈智：于烽火中诞生，从历史中走来，浙江大学医学院附属第一医院迎来建院75周年院庆。75年来，一代代"浙一人"秉承"严谨求实"的精神，矢志不渝、薪火相传，创造了医学史上一个又一个奇迹和"第一"。如今，我院已建设成为一流的国家医学中心、医教研深度融合的临床研究中心，并成为智能医院的全球标杆。衷心祝愿我院伴随着光荣与梦想，以"卓越的医疗品质促进人类健康"为使命，不断开拓创新，汇聚国际一流人才，创造更多医学奇迹，成为国际顶尖的附属医院。期望各位莘莘学子牢记健康所系、性命相托的医学初心，勤奋努力、刻苦钻研、不负韶华、勇攀高峰，接过前辈手中的接力棒，成为"仁心仁术、求是求新"的卓越医学专家，在建设健康中国、实现中国梦的伟大征程中建功立业，为构建人类卫生健康共同体贡献力量。

采访组：金丽娜、洪萌、宋玥